高等医药院校网络教育护理学"十三五"规划教材
供护理学类专业用

护 理 教 育 学

丛书总主编　唐四元
主　　　编　易巧云　唐四元

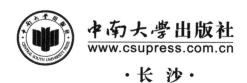中南大学出版社
www.csupress.com.cn
·长　沙·

图书在版编目（CIP）数据

护理教育学／易巧云，唐四元主编. —长沙：中南大学出版社，
2017.11（2020.10 重印）

ISBN 978 - 7 - 5487 - 3083 - 5

I. ①护… Ⅱ. ①易… ②唐… Ⅲ. ①护理学—教育学 Ⅳ. ①R47 - 05

中国版本图书馆 CIP 数据核字（2017）第 291346 号

护理教育学

主编　易巧云　唐四元

□ 责任编辑	李　娴	
□ 责任印制	易红卫	
□ 出版发行	中南大学出版社	
	社址：长沙市麓山南路	邮编：410083
	发行科电话：0731 - 88876770	传真：0731 - 88710482
□ 印　　装	湖南省众鑫印务有限公司	

□ 开　　本	787 mm×1092 mm 1/16　□ 印张 10　□ 字数 250 千字	
□ 版　　次	2017 年 11 月第 1 版　□ 2020 年 10 月第 5 次印刷	
□ 书　　号	ISBN 978 - 7 - 5487 - 3083 - 5	
□ 定　　价	30.00 元	

《护理教育学》编写委员会

丛书总主编　唐四元

主　　　编　易巧云　唐四元

副　主　编　彭伶丽　朱海利　黄　辉

编　　　者　（按姓氏笔画排序）

朱海利（湖南中医药大学）

许景灿（中南大学湘雅医院）

张　茜（陕西省人民医院）

张素霞（中南大学湘雅二医院）

李　婷（延安大学）

易巧云（中南大学湘雅护理学院）

唐四元（中南大学湘雅护理学院）

黄玲智（中南大学湘雅二医院）

黄　辉（中南大学湘雅三医院）

彭伶丽（中南大学湘雅医院）

丛书前言......

    20 世纪早期熊彼特提出著名的"创造性毁灭"理论:一旦现有的技术受到竞争对手更新、效率更高的技术产品的猛烈冲击,创新就会毁灭现有的生产技术,改变传统的工作、生活和学习方式。今天,网络技术的影响波及全球,各种教育资源通过网络可以跨越时间、空间距离的限制,使学校教育成为超出校园向更广泛的地区辐射的开放式教育。作为我国高等教育组成部分的远程网络教育,是传播信息、学习知识、构筑知识经济时代人们终生学习体系的重要教育手段。

    随着社会的进步,人民大众对享有高质量的卫生保健需求日益增加,特别是目前国内外对高层次护理人才的需求增加,要求学校护理教育和继续护理教育更快、更多地培育出高质量的护理人才。中南大学是国家首批"211 工程""985 工程""双一流"建设高校,湘雅护理学院师资力量雄厚,教学资源丰富,拥有悠久的教学历史和先进的教学方法、设施,在历次国内外护理学科专业排名中均名列前茅。为履行培养高等级护理人才的职责,针对远程教育的教学特点,中南大学湘雅护理学院组织有丰富教学经验的教授和专家编写了这套"高等医药院校网络教育护理学'十三五'规划教材",包括《护理学导论》《护理学基础》《内科护理学》《外科护理学》《健康评估》《社区护理学》《护理研究》《护理教育学》《护理心理学》《护理管理学》等。

    本套教材在编写中根据《国家中长期教育改革和发展规划纲要(2010—2020 年)》和《中国护理事业发展规划纲要(2016—2020 年)》提出的"坚持以岗位需求为导向""大力培养临床实用型人才""注重护理实践能力的提高""增强人文关怀意识"的要求,注重理论与实践相结合、人文社科及护理与医学相结合,培养学生的实践能力、独立分析问题和解决问题的评判性思维能力。各章前后分别列有"学习目标"和"思考题",便于学生掌握重点,巩固所学知识。作为远程网络教育护理学专业本科层次专用教材,教材内容与丰富的多媒体资源进行了全方位的有机结合,能切实满足培养从事临床护理、社区护理、护理教育、护理科研及护理管理等应用型人才的需求。

    由于书中涉及内容广泛,加之编者水平有限,不当之处在所难免,恳请专家、学者和广大师生批评指正,以便再版时进一步修订完善。

唐四元
2017 年 10 月

前 言 ······

  随着医药卫生事业的发展、大健康观念的形成，社会亟需大批极富人文素养的高质量护理人才。因此，更新护理教育教学理念，拓展人文视野，创新人才培养模式，开展护理教育教学研究成为提升护理人才质量的重要途径。而教材作为科学知识的载体，对人才知识的构架与质量的提升以及培养目标的实现起着重要作用。于是，中南大学出版社组织编写了护理学专业网络教材，《护理教育学》应运而生。

  护理教育学是一门研究护理领域内教育活动及其规律的应用性学科。该课程是护理专业本科学生的一门专业课程。本课程的学习，旨在使学生熟悉护理教育的现状及其发展趋势，掌握有关教育学理论及其在护理学科中的具体应用，学会课堂教学及临床教学的技巧与方法。本课程以培养学生的教学能力及技巧为目的，强调学生的主动参与，培养其独立探索和创造性思维的能力，丰富学生的人文知识，提升学生的整体素养。

  《护理教育学》全书共编写了十章，分别为绪论、护理教育目标、护理课程、护理教学的理论基础、护理教学过程与护理教学原则、护理教学方法与教学媒体、临床护理教学、继续护理学教育与培训、护理教学评价、护理学专业的教师与学生。每章前有学习目标，引领学生找到学习重点，每章后有思考题，培养学生的评判性思维能力，提高教材的实用性。

  教材的编写力求体现本学科的最新研究进展，融入现代护理教育的新理念，突出护理教育的特色。本教材不仅可以用做护理专业学生教材，也可以作为护理人员在职学习的参考用书。

  由于时间仓促，编写水平有限，有不当之处，恳请广大读者提出宝贵意见。

编者

2017 年 11 月 20 日

目 录

第一章 绪 论

学习目标

识记：

1. 能正确概述教育、教育学和护理教育学的概念。

2. 能正确简述现代教育的一般原则。

3. 能简述学校教育和其他教育活动最主要的区别。

理解：

1. 能比较护理学、教育学和护理教育学三者之间的关系。

2. 能以实例解释现代教育各个原则的内容。

3. 能正确表述学校教育在人一生中的重要作用。

4. 能详细描述学习护理教育学的必要性。

运用：

1. 能运用教育科学的基本原理和方法，研究护理教育活动的基本规律。

2. 能结合我国护理教育现状，评述我国护理教育未来的发展趋势。

第一节 教育概述

自从有了人类社会，也就有了教育。人类之所以能发展到今天，教育的贡献是不可磨灭的。作为社会成员，每个人都接受过或多或少、或这样或那样的教育，每个人都因为教育而使自身的素质和能力得到了提高，每个人也都往往会从不同的角度看待教育，对教育有着这样或那样的看法和评价。然而，教育是什么？这个问题看似简单，以至于每个人都能从自己的主观感受和生活经历出发说出对教育的理解和看法，但要确切而客观地回答"教育是什么"，并不是一件容易的事情。一些人根据自己的经验将对教育的看法用概念或定义的形式表达出来，仁者见仁，智者见智，导致了教育定义的歧义和泛化。对于今后将成为教师或其他教育工作者的人来说，倘若对教育这一概念缺乏恰当的认识，就很难真正理解将要学习的教育学等一系列教育类课程。因此，在开始学习教育学的时候，首先弄清楚"教育"这一基本概念的含义是非常有必要的。

要当好一名教师，只有所教学科方面的知识是不够的，还要有正确的教育思想，懂得教育规律，善于运用恰当的教育方法把自己的知识有效地传给学生，发展学生的智力，使学生的综合素质得到发展。这就涉及教育学的问题了。然而，教育学又是什么？这不是根据经验就能回答的。因为这涉及教育学的学科属性、内容、目的等一系列理论问题。因此，在学习护理教育学这门课程的初始，明确教育学自身的性质亦是必需的。

教育是一种复杂的社会活动，其实践和理论都有着悠久的发展历史，而对这种历史的了解将有助于加深对"教育"和"教育学"的理解。因此，本章将首先对"教育"和"教育学"的概念作出界定。

一、"教育"概念的界定

（一）历史上大教育家们对"教育"概念的界定

"教育学之父"夸美纽斯(J. A. Comenius)：教育就是把一切事物教给一切人的全部艺术。

18世纪法国启蒙思想家卢梭(J. J. Rousseau)：教育就是要让儿童的天性获得率性的发展。

19世纪英国实证主义哲学家斯宾塞(H. Spencer)：教育是为受教育者未来的美好生活做准备。

20世纪美国实用主义哲学家和教育家杜威(J. Dewey)：教育不是为未来的生活做准备，教育就是生活本身，"教育即生活"。

（二）一些权威书籍对"教育"概念的界定

《中国大百科全书·教育卷》：凡是增进人们的知识和技能、影响人们的思想品德的活动，都是教育。

《中国教育百科全书》：广义的教育指的是一切增进人们的知识、技能，影响人们的思想，增强人们的体质的活动。至于狭义的教育该书未给出概念。

《教育大辞典·总论》：教育是传递社会生活经验并培养人的社会活动。通常认为：广义的教育，泛指影响人们的知识、技能、身心健康、思想品德的形成和发展的各种活动。

《美利坚百科全书》：从最广泛的意义来说，教育就是个人获得知识或见解的过程，就是个人的观点或技艺得到提高的过程。

从"教育"的这些定义中不难看出，对"教育是什么"这个问题，至今还没有一致的看法。我们认为，虽然上述这些定义都有其合理之处，都在一定程度上揭示了教育的内涵，但还不够完善。主要的问题在于它们的外延过于泛化，从而难以将教育与其他社会活动区别开来。因为人在任何活动中都可能获得知识、技能，任何活动都可能对他的思想品德或身心健康产生一定的影响，如参加生产劳动、科学研究、文艺演出等，但这些都不能被称为"教育活动"。教育活动是以影响人的发展为直接目标的，其专门职能就是影响人的发展。换句话说，其他社会活动也会影响人的发展，但这不是它们的直接目标。生产劳动的直接目标是获得物质产品，科学研究的直接目标是获得科研成果。对这些社会活动来说，影响人的发展只是它们的"副产品"，是它们间接的或派生的目标，而不是它们直接的目标，只有教育才是以影响人的发展为直接目标的。比如"抗洪救灾"是大规模的社会实践活动，可歌可泣的英雄事迹、排险堵漏的知识经验、繁重持久的体力劳动，都无疑会对人们的德、智、体诸方面产生教育影响，但我们不能因此便把"抗洪救灾"称为"教育活动"。

教育的概念可以从广义和狭义两个层面来界定。广义教育的定义的外延包括学校教育和学校以外的各种教育，如通过大众传播媒介进行的群众性宣传教育、群众团体中的教育活动、校外文化机构进行的社会教育，以及家庭教育等。狭义的教育通常是指学校教育，因此，有必要把学校教育从其他的教育活动中分离出来，对其进行单独的定义，也就是狭义教育的定义。

学校教育与其他教育活动最主要的区别在于：一是具有非常明显的专门化。学校教育是由专门的机构和专门的教职人员承担的，学校教育的任务是培养人才。二是学校教育的可控性最强，具有明显的制度化。学校教育是有目的、有计划、有组织的系统教育活动，在各级各类学校之间的关系、学校内部各部门之间的关系、各类课程之间的关系上，都有严格的制度规定和约束。根据这两个特点，我们可以把学校教育即狭义的教育定义为：学校教育是由专门的教育机构所承担的、由专门的教职人员所实施的有目的、有计划、有组织的，以影响学生的身心发展为首要和直接目标的教育活动。

二、"教育学"概念的界定

与对"教育"这一概念的界定呈现出的多样性不同，对于"教育学"这一概念，在我国出版的教育学教科书、百科全书和词典中，绝大部分都将其界定为：教育学是研究教育现象、揭示教育规律的科学。在这一定义中，强调了教育学的研究对象是"教育现象"和"教育规律"，其学科性质为"科学"。然而，这一定义还存在不够完善之处。叶澜先生有一见解——"'教育学'一词在不同的语境中有不同含义：或作教育科学的总称解，或作一门单独的学科名称解，或作为一门课程解"。根据这一见解，可以得出以下结论：第一，作为教育科学总称的教育学从学科归属上属于带有人文学科特点的社会科学，它的研究对象是教育现象，目的在于揭示教育规律。第二，作为单一学科的教育学是教育学科体系中的一个组成部分，它主要是对教育与社会、教育与人的发展的相互关系以及学校教育的各个方面进行研究；研究的目的是为了从理论上充实教育科学，更主要的是为学校教育实践提供理论和规范指导。第三，作为课程的教育学是师范院校的学生必修的一门专业基础课程，它的内容主要是有关教育的理论阐述和学校教育教学的若干规范，其目的不是"揭示教育规律"，而是向学生传授有关广义教育的理论知识和学校教育的实践规范。据此，可以得出"宏观""中观"和"微观"三种"教育学"的定义。

宏观：（作为教育科学总称的）教育学是以教育活动为研究对象，以揭示教育规律为宗旨的社会科学。

中观：（作为单独学科的）教育学是一门对教育与社会、教育与人的发展的相互关系以及学校教育的各个方面进行研究的教育科学。

微观：（作为专业课程的）教育学是以广义教育的理论知识和学校教育的实践规范为主要内容的课程。

三、现代教育的一般原则

所谓教育原则，是人们在总结教育经验的基础上，根据一定的教育目的和对教育规律的认识而制定的指导整个教育工作的根本性准则。

（一）人道性原则

教育的人道性原则，主要是指教育过程中教师应爱护学生的生命，关心学生的幸福，尊重学生的人格、尊严和权利，使教育过程和教育目的充满仁爱和人道精神。

1. 满足学生作为人的正常而合理的需要

要关怀学生的幸福，满足学生作为一个人的正常而合理的需要，尊重学生的人权，这是贯彻教育的人道性原则的重要前提。根据著名心理学家马斯洛的观点，作为一个幸福的人，或者说，一个人要产生幸福感，必然会产生多方面、多层次的需要。一个学生在学校，不仅会产生接受教育的需要，也会产生生存的、安全的、友谊的、被尊重的乃至自我实现等方面的需要。合理满足这些需要是尊重学生人权的具体体现，可使学生产生幸福感，对教育和教育者产生亲近感，从而保证教育过程的正常进行和学生的健康发展。

2. 尊重学生的人格和尊严

教育必须把人当作人、当作主体来看待，反对一切蔑视人、只把人看作某种"手段""力量"的说法和做法。在现代人学思想中，人格和尊严是连在一起的，尊严实际上就是人格尊严。人不仅是有人权的动物，也是有人格尊严的动物。在教育过程中，尊重学生的人格尊严主要是教师要在灵魂深处真正确立师生人格平等的观念，摒弃居高临下、盛气凌人的"教师爷"作风，禁止体罚、变相体罚和侮辱学生的教育方式。当前在我国，教育者"目中无人"，把学生不当人看、侵犯学生人格尊严、剥夺学生合法权益的现象还在一定的范围内存在，有的学校还很严重。

3. 创造旨在培养人性的留有余地的学校生活

日本在 1976 年提出："今后学校教育的首要目的是，培养青少年成为具有丰富人性的人"，并"为此强调了精选教育内容、削减课时的要求"。我国学校教育特别是基础教育中的"满堂灌""题海战术""节假日补课加班""时间加汗水"，以及一道题做五遍、一个错字罚抄一百遍等现象，不仅本身不人道，也侵占了培育和萌发学生人性和人道精神的时空。

4. 有意识地培育学生的人道精神

教师具有人道精神，并且用人道精神对待学生，是培育学生人道精神的前提。同时，还要有意识、有计划地对学生进行人道主义教育，特别是要在各科教学中积极地、创造性地渗透诸如爱护人的生命、关怀人的幸福、尊重人的尊严和权利、热爱和敬畏自然以及责任感等方面的教育。

5. 向学生提出严格而合理的要求

尊重学生并不意味着放任学生，放任学生恰恰是对学生的不尊重，尊重必须与严格要求相结合、相统一。马卡连柯认为："当我们对一个人提出很多要求的时候，这种要求也就包含着我们对这个人的尊重。"

（二）个性原则

教育的个性原则，主要是指教育过程中要尊重学生的差异性、独立性和自主性，并有意识地培育学生的个性。

1. 端正对个性的认识

由于我国的文化和教育明显的"非个性化"传统，长期以来教育者对个性都持有一种偏见，有些人甚至一提到个性就会产生一种莫名的恐惧感，似乎个性就意味着无拘无束、随心所欲；还有些人，表面上赞成和鼓励个性，实际上是不希望自己所管的人有个性的。当然，个性有健康和不健康之分，教育所提倡的无疑是健康的个性。所谓个性，从心理学角度讲，通常是指个人所具有的比较稳定的、有一定倾向性的特征的总和，包括能力、性格、动机、兴趣、意志、情绪等。从哲学角度讲，人的个性就是人的个体性，就是人和他人的不同特征，包括生理的、心理的和社会的特征的总和。尊重个性，一是要尊重人的能力、性格、动机、兴趣、意志、情绪等方面的个体性、差异性和独特性；二是要尊重个体的独立性和自主性。但是，在某些学校教育中，所谓"文质彬彬""安分守己""顺从""稳重""规矩""听话"，一向被视为"成熟""懂事"而备受推崇；而"有棱角""出格""异想天开"等却往往被视为"不成熟""不懂事"而横加排斥。这样培养出来的人往往严重缺乏个性。

2. 培养学生的自主性

自主性包括独立思考、自主选择、承担责任三个方面。自主性也是个人自由的重要方面。在西方正统的理论中，自由大致有三方面的含义：一是个人有做自己愿意做的事情的权利；二是个人必须为自己的行为后果承担责任；三是任何个人的自由不能以妨碍和侵害他人的自由为前提。在自主性中，选择和责任是紧密相连的。一个人不能或不愿承担责任，就不能给予他选择的权力；反过来，作出选择，就要为自己的选择负责，承担选择的后果。自主性并非想怎样就怎样。一个人的自主性有两个侧面或两个层次：浅层的、对外的一面是自立的意识和能力；深层的、对内的一面是自我教育和自我约束的意识和能力。也就是说，自主性强的人，不仅自立自强，而且能够通过自我教育，不断超越自我，使自己变得更高尚。

3. 处理好集体与个人的关系

中国传统教育的主流是儒家教育。儒家文化是伦理性文化，其几乎所有的意识观念的产生都是以伦理为起点、为核心的。儒家文化的理想是将个体消融在社会群体之中，以社会规范人性。从总体上看，我国教育在传统上是轻个性、重集体的，其实，一个不尊重自我的人，往往也不会尊重他人和集体，一个不知道珍惜自己合法权益的人，往往也不知道维护他人和社会的利益。重集体、社会而轻个人与重个人而轻集体和社会一样，都是不恰当的、错误的。马克思曾告诫过我们，切不可把社会与个人、集体与个人对立起来。如果一个社会或一个集体不能容纳个人和个性，那么这个社会和这个集体就只是一个虚假的社会和虚假的集体，在这其中，社会、集体和个人都不可能有什么活力。

4. 培养学生的特长

个人特长是个性的一个重要表征。特长发展主要是相对于平均发展和一律化而言的，它的核心是人的素质构造的独特性，主要体现在三方面：一是人的素质在各要素因子发展的多方面性上应有一定范围和程度上的个人独特性，即不同的个人在全面发展的范围和程度上应该是有个人特点的；二是人的素质各要素以及各要素因子在其结构组合上应有个人独特性，同样的要素和要素因子，其结构组合不同，个人的发展面貌也就不同，而这种结构组合应该是有个人特点的；三是人的素质的各基本要素（如德、智、体、美）之间在发展水平上也应允许有适当的不平衡，并以此来表征个人发展的特长。

（三）创造性原则

教育的创造性原则，主要是指在教育过程中要珍爱学生的好奇心，尊重学生的主体性，把培养学生的创造性放在极其重要的位置。

1. 培养学生强烈的好奇心

创造素质包含许多成分，其中最重要的成分之一就是好奇心。好奇心是人类普遍的一种心理现象，在创造性思维中具有触发催化的作用，从而成为人创造性活动的内驱力之一。好奇心是发挥想象力的起点，是创造力的萌芽。中国学生创造欲和创造力较低。深究而论，一个重要原因就是，上一代在教育下一代时过多地压抑了孩子的兴奋度，由此断绝了好奇心生成的心理之源，导致创造欲低下，遂使创造力成了无源之水。

2. 培养学生的冒险精神

纵观历史，审视现实，古往今来几乎所有伟人志士都有可贵的探索未知世界的冒险精神。冒险，对于立志成才者来说，是必不可少的一种素质，也是创造性活动的一种必不可少的动力。科学的进步在很大程度上取决于科学工作者的冒险精神。譬如，"解剖学之父"——比利时名医维萨里，曾冒着被警方逮捕、杀头的危险，偷尸解剖，仔细研究人体的各部分构造，终于成为世界上第一个正确描写人体结构的专家。将"雷电和上帝分家"的富兰克林，不畏宗教势力的淫威，不怕触电身亡，于1752年2月的一天，在雷电交加的情况下，利用风筝做了一次震惊世界的接引"天电"的实验，从而揭开了被涂抹上迷信神话色彩的雷电之谜。可见，冒险能促使人们形成强烈的事业心，并为事业成功不惜牺牲现有的利益乃至生命。坚持真理、勇于开拓和敢为天下先的冒险精神极为可贵，为人类进化和社会发展所不可缺少。冒险是创新的孪生兄弟，没有它就难有创新的勇气，就只能是患得患失、谨小慎微、逆来顺受、从众跟风，不可能有什么作为。当然，"冒险"绝非"蛮干"，更不是胸无点墨的异想天开，还必须要有严谨的科学态度和科学精神，大胆想象，小心求证。

3. 培养学生的自信心

自信心是创造性思维的保证。"有志者，事竟成。"经常怀疑自己的人是很难成功的，相反，所有的创造者、发明家、有成就者，都是在某方面自信心很强的人。日本发明学会会长丰泽氏曾说过："搞出发明创造的首要'秘诀'，就是认为创造发明并不难。"一个人如果在心理和精神上输了，就难以在行动上取胜。相反，行动上虽然失败了，跌倒了，但精神上仍不垮，就能再站起来，重新前进。由此可见，自信心是保证创造力的精神武器。

4. 鼓励学生全面发展

人的素质的全面发展，是发展创造性能力的重要基础。创造学揭示，任何创造性才能，都是人的知识、智力、能力、道德、审美、意志、身体等多方面素质所形成的合力。就其中最重要的知识、智力和能力而言，创造性所包含的因素也不仅是局限于某一专门领域的知识、智力和能力，而是多方面和多层次的。有人对美国1311位科学家做了5年的调查，结果发现，有突出成就的很少是只精通一门专业的专才，而多为以博才取胜的通才。可见，人的素质的全面发展，是个人获得创造性才能和取得杰出成就的重要条件。

5. 给学生创造丰富多彩的表现其创造力的机会

个性心理学家兰克认为，健康的个性就意味着具备成为一个独特性的个人的勇气，意味着具备在各种不同的领域内都能有所发明创造的勇气。健康的个性必须包括某种表现自己的能力，某种独立自主而非盲从地行动的能力。这种"表现自己的能力"和"独立自主而非盲从地行动的能力"，正是创造力得以诞生的前提。由此可见，给学生提供表现创造力的舞台，是培养学生主体性、创造性的内在要求。

(四)活动性原则

教育的活动性原则是指通过教育活动使受教育者接受教育影响和获得主动发展。

1. 联系实际问题

在可能和必要的情况下，教育过程应从学生感兴趣的实际问题着手并通过学生的实际活动来展开师生间共同的分析和解决问题的活动，这样既容易激发起学生的探索兴趣和学习动机，又容易取得较好的教育效果。

2. 开展丰富多彩、生动活泼、深层内在的教育活动

只有在丰富多彩、生动活泼和深层内在的教育活动中，学生才有可能得到比较全面和主动的发展，人的潜能才有可能得到比较有效的开发。因此，学校必须在开展教育活动和加强活动教育上花大力气。

3. 多让学生自主活动

学生的活动尽管必须要有教师的引导，但这与尽量放手让学生自主活动并不矛盾。在学生的自主活动中，不仅能培养学生的自主意识和自主能力，而且有助于培养学生的意志力和敢于探索的积极态度，形成主动探索的心理倾向，从而培养学生的活动意识和活动能力。

4. 加强师生之间和学生之间的交流和碰撞

传统教育活动主要是教师向学生传递信息的单向过程，缺乏师生之间和学生之间的交流和碰撞，没有形成思想、知识、情感、能力交流和碰撞的网络，信息量小，信息传播效率低，学生很容易对教育活动产生厌倦和懈怠。而活动教育则不仅注重以活动激发兴趣和动机，还以群体间思想与经验交流的方式让学生表现他们的个性和才能，使他们互相启发，产生更多的探索愿望，形成自信、自主的精神。同时，同学之间的交流还有助于破除以自我为中心的态度，养成容纳不同意见的习惯，从而使谦虚与自信相结合。

5. 提高教师的组织才能

在传统教育过程中，教师习惯于唱"独角戏"，尽管辛苦，但并不需要多大的组织才能就能组织好这种单向传播系统。活动教育则不然，这种教育传播网络提供的是一种"智能环境"，其中教师的重要性不仅没有被削弱，反而变得更为重要，教师必须具有很强的组织能力，才能组织好这种复杂多变的教育活动。在这种教育网络中，教师既是教育过程的领导者（给予活动更有效的指导）、群体的推动者（推动学生群体内的相互作用和自我表达），又是中立的主席（控制教育程序而不包办学生的活动）、顾问（当学生需要时提供帮助）以及观察者。

(五)民主性原则

教育的民主性原则，一是指教育机会的平等；二是指教育内部人与人关系的平等。前者主要指学校要对社会全体成员开放，使他们不受社会阶层、经济状况、家庭地位、宗教信仰和性别差异的限制，在法律上都享有均等的受教育权利，同时也指在学校教育过程中学生享受教育资源机会上的均等；后者主要指教育部门领导者与被领导者关系的平等，以及教师和学生之间关系的平等。

1. 增加教育机会

扩大教育规模，推进各级各类教育普及或大众化的程度，是增加教育机会，进而逐步实现教育机会均等的重要条件。增加教育机会不仅有助于逐步实现宏观意义上的教育机会均等，也有助于推进微观意义上的教育机会均等，有利于实现学校教育过程的民主化。比如，高等教育的大众化不仅扩大了高等教育机会，而且会在一定程度上缓解中小学教育的升学压力，有助于中小学教育面向全体学生，遏止学生过度分化的现象，从而有助于实现在学校教育过程中学生享有教育资源的机会均等。

2. 教育面向全体

教育面向全体学生，是教育尤其是基础教育和义务教育的宗旨之一，是教育过程民主化的根本性标志，也是保证教育过程中学生享受教育资源机会均等的重要前提。尽管社会是分层的，教育也具有社会筛选功能和选拔人才的职能，但在面向全体适龄青少年的义务教育阶段，不应过分人为地把学校和学生分成三六九等，更不应对弱小和后进生采取歧视和遗弃的不公正态度。多年来，由于政府部门没有处理好这个问题，导致教育资源配置校与校之间差距过大，教育经费分配严重不公，中小学不仅被分成了三六九等，而且一边是良性发展，一边是恶性循环，强校越来越强，弱校越来越弱。这种面向少数学生的教育严重违背了举办重点学校的初衷，违背了教育机会均等的教育宗旨。由于种种社会性的客观原因，加之许多学校办学思想不够端正，在学校内部，学生之间的差异又被不断人为地扩大，不同学生在享受教育资源上机会和权利严重不平等。当然，教育面向全体学生，力求教育资源分配的公平和公正，并不是要求教育者必须无差别地对待有差别的学生，不是要求政府部门必须平均分配教育资源，而是要求恰当地处理好面向全体学生与因材施教的关系，处理好重点与非重点学校的关系。

3. 把教师的主导地位与学生的主体地位结合起来

师生关系民主化，既不是传统教育的"教师中心"，也不是所谓现代教育的"学生中心"，而是把二者尽可能统一起来，提倡师生关系平等，尊师爱生，充分发挥师生双方的能动性。就我国教育的现状来看，推进师生关系民主化的当务之急还是提高和保证学生在教育过程中的主体地位与合法权益。

4. 提倡启发式教育

启发式教育是教育民主性原则在教育过程中的重要体现，也是激励教师树立教育民主观念的重要途径。启发式教育的重要前提就是师生关系的平等和教育氛围的民主，否则，学生可能就会启而不发。启发式教育不是一种具体的教育方法或教学方法，而是一种古已有之但仍有现代意义的教育思想。一切教育方法，运用得好，都应该具有启发性，启发教育可以渗透到各种教育活动中。譬如，不能认为提问就一定是启发式，讲授就一定是注入式。启发式教育要求的是师生双边活动，特别是要把学生的思维活动调动起来，而不在于形式上是讲授还是问答。一堂课从头问到底，如果这些问题对学生思路没有开启作用，也不能叫启发式，这种"满堂问"与"满堂灌"并无实质区别；反之，即使一堂课从头讲到尾，只要这种讲授对学生思路有开启作用，能引发学生积极的思维活动，那么这种讲授就是启发式的。必须认识到，启发式教育的实质是调动学生的主动性，特别是思维的主动性，而不是一些外在具体做法。

四、学校教育在人的发展中的主导作用

所谓主导作用，即主要的并能引导事物向某方面发展的作用。在一般情况下，相对于影响人的发展的其他因素而言，良好和有效的学校教育对人的发展，尤其是对年轻一代的发展

起主导作用，即学校教育对年轻一代的发展起主要的、导向性的作用，这是因为：

1. 学校教育具有较强的目的性

学校是专门培养人的机构，其一切活动几乎都是围绕有目的地培养人而展开的。无论是什么形式什么类型的学校教育，都不可能对人才培养的规格质量没有一个基本的和一贯的设计。学校教育的目的性之所以比较强，主要在于：①学校教育目的比较明确。培养什么样的人，为谁培养人，这是学校教育首先要明确的问题。否则，教育就既没有出发点，也没有归宿。②学校教育的目的比较统一。一是学校教育的目的与社会主导性的要求比较一致。比如，在一个比较民主、自由和人道的社会里，学校教育在总体上就不可能是压制和摧残人的个性和创造性的。二是学校内部各方面教育的实施在基本目的上比较一致。如果一所学校各方面的教育活动在基本目的上各行其是、四分五裂、相互冲突，学生就会无所适从。三是学校教育的目的比较稳定。学校教育的目的虽然在总体上是随社会的发展变化而发展变化的，但由于人的发展和教育的内在规律和特点，学校教育的目的必须具有相对的稳定性，否则教育就会出现过度的波动和摇摆，从而破坏人的发展。

2. 学校教育具有较强的系统性

人的培养是一个复杂的系统工程，要求学校教育必须有较强的系统性，在总体上要避免教育影响的自发性、随意性和片面性。因此，如何使各方面的教育工作和教育影响较好地形成一个有序的系统，是学校教育必须解决的一个问题。学校教育的系统性主要表现在以下四个方面：①计划性。学校教育总体上是比较有计划的，而不是随随便便、杂乱无章的。除了有计划的教育工作和教育影响才有可能保证教育的效率和效果外，人的发展的顺序性和阶段性也要求学校教育必须具有计划性。②组织性。学校教育总体上是比较有组织的，而不是自发无序的。学校本身就是一种组织机构，其内部还有各种类型和各个层面的组织单位，因而学校教育也是在组织中并通过组织来进行的。学校教育必须把在时间和空间上分散的校内乃至部分校外教育组织起来，使之形成一个系统和整体。③协调性。学校教育总体上是比较协调一致的，而不是各行其是、离散冲突的。学校内部教育影响是相当复杂的，不仅在时空存在上具有一定的分散性，而且由于教育者的意识、态度和水平等方面的差异，以及教育者有意、无意地受个人需要和利益的驱使和局限，从而造成不同教育者教育影响的不一致乃至冲突。这就需要学校对其内部的各种教育影响加以协调，以形成一种比较符合教育目的要求的教育合力。此外，学校教育还能对校内和校外的教育影响进行一定的协调。④全面性。学校教育总体上是比较全面和和谐的。一般来说，学校比其他任何形式的教育组织都更有条件实施全面的教育。一是因为学校教育制定有比较全面的教育目的；二是因为学校教育设置有比较全面的课程体系和较为丰富的教育内容；三是因为学校教育有比较多样化的教育途径和教育的方式与方法；四是因为学校教育有一支结构比较完整与合理的教师队伍。需要指出的是，不同的学校教育，其全面性是不尽相同的，如普通教育和专门教育在其全面性的内涵上就是有一定区别的。

3. 学校教育具有较强的选择性

影响人的发展的因素是复杂多样的，这就需要学校教育对复杂多样的教育影响进行选择、整理和加工，避害趋利、去伪存真、去粗取精，尽可能为年轻一代的发展营造一个良好和谐的小环境。学校教育的选择性主要表现在以下几个方面：①对教育培养目标的选择。社会是不断发展变化的，社会对人的素质要求也是复杂多样而不甚一致的。比如，各自站在政治的层面、经济的层面、文化的层面和伦理的层面，对人的素质要求的侧重面和一些具体要求是不一致的，因为站在上述四种不同立场上的人有可能更多地把人分别看作政治人、经济人、文化人和伦理人。对人的素质的不同社会要求都可能以这样那样的途径和形式影响到学校教育的培养目标，学校教育不可能对具有某种合理性的所有社会要求不加区别地对待，统统都反映到教育培养目标中去，而是必须有所选择和整合。学校对受教育者的各种要求以及不同社会方面对教育的复杂期望同样有一个选择的问题，不可能都反映到教育培养目标中去。②对教育内容的选择。学校教育不可能也不必要把所有的人类文化都传递给受教育者，而是必须根据社会发展和人的发展的主导性需求以及人的发展的特点和规律，选择出既比较符合社会发展和人的发展需要，也比较符合人的发展特点和规律的内容传递给受教育者，以保证教育的导向性和提高教育的效率。③对教育的方式、方法和手段的选择。教育的方式、方法和手段丰富多彩，而且是不断发展变化的。教育的不同目标、内容和对象往往对教育的方式、方法和手段有不同的要求，这就需要对其进行恰当的选择。

4. 学校教育具有较强的专门性

在所有的社会机构中，学校是培养人的最为专门的场所，因而学校教育在培养人上最具有专门性，尽管培养人并不是学校的"专利"，也不是学校的唯一职能。学校教育的专门性主要表现在：①培养人是学校的根本职能。学校产生的第一根据就是培养人，学校存在的第一理由也是培养人，学校职能的第一任务还是培养人，各级各类教育，概莫能外。②学校教育设有比较系统和完整的专门课程体系。课程是专门为学习者的学习而组织的教育内容，有一系列的要求和规范，不是什么样的教育内容都能称之为课程，课程是学校教育专门性的重要体现。③学校教育主要是通过专门从事教育工作的教师来进行的。教师是专事教育工作的，是职业教育者，以培养人为本职。教师是一种职业，教师工作是一种专门化和专业性的工作，并不是什么人都能获得教师资格，也不是什么人都能专门从事教育工作。教师必须通过较长期而专门的训练，必须具有专门的学科知识及相关知识，具有专门的教育理论知识及相关能力，具有特殊的职业道德等。人在学校里学习与在家里、社会上或工作中学习的一个最大区别，就是学生在学校里的学习是在教师的引导下进行的。可以说，教师是学校教育专门性最突出的体现。

5. 学校教育具有较强的基础性

从终身教育、终身学习和终身发展的角度看，职前性的各级各类学校教育都是在不同层面上为人一生的发展打基础，包括为一生的"做人"打基础。学校教育的基础性尤其表现在基础教育、普通教育和通识教育中，对人一生的发展具有"定调""定性"的意义，对人一生的发展前景和发展后劲具有举足轻重的影响。从某种意义上讲，各级各类教育都是在为人学会做人、学会做事、学会生存、学会学习等打基础。正因为如此，学校教育才应尽可能地面对全体学生和促进学生的全面发展；正因为如此，现代教育才越来越注重通识教育，越来越注重宽厚的基础，越来越注重扩大专业口径。正因为学校教育有较强的基础性，因此它对人的发展不仅具有即时的价值，更具有延时的、久远的和增值的价值，从而对人的发展产生主导性作用。

第二节 护理教育概述

护理教育是为社会培养合格护理人才的一种专业教育，护理教育的开展有助于促进护理专业学生综合素质的培养和综合能力的提高，同时通过护理教育培养出来的优秀护理人才可以为人类的卫生保健事业服务，从而促进社会的发展。护理教育学是教育学的一个重要分支学科，具有护理学和教育学两种属性。

一、护理教育的概念

护理教育是根据我国的卫生工作方针，通过一系列有目的、有计划、有组织的教育活动，为护理专业培养身心健康，品德优良，具有一定医学、护理学以及人文学科知识，并能为人类健康事业服务的合格人才。护理教育是一种特殊的专业教育活动，它的发展一方面可以加快护理学科发展的进程，另一方面也可以充实教育学的内容。

二、护理教育学的概念

护理教育学是一门由护理学与教育学交叉结合形成的边缘学科，是一门研究护理领域内教育活动及其本质、规律的应用性学科。它根据社会卫生事业和护理科学发展的规律和特点，运用教育科学的基本原理和方法，研究护理教育活动的基本规律，阐述培养符合社会需要的护理专业人才的理论和方法，并探讨护理院校的组织及管理活动的规律和策略。

三、学习护理教育学的必要性和方法

(一) 学习护理教育学的必要性

学习护理教育学是护理学生今后从事临床护理工作的需要，是从事护理教育工作的需要，是从事护理管理工作的需要，也是从事护理科研工作的需要。

作为实现"学生应具有护理教学和初步的科学研究能力"的重要课程之一，护理教育学以培养学生解决护理教育实际问题的能力为目的。通过参与教学过程，使学生了解教育的基本理论和过程，培养思维能力、创新能力、语言表达能力、沟通交流能力和团队合作精神，从而具备护理教育的基本能力。学习护理教育学有助于树立正确的教育思想，有助于指导护理教育实践活动，有助于护理科研能力的提高，有助于护理教育改革。

1. 学习护理教育学是正确实施健康教育的需要和从事临床护理工作的需要

健康教育已成为医务工作者义不容辞的责任。随着传统护理模式向现代护理模式转变，健康教育者已成为护理人员的主要角色目标之一。有效的健康教育和沟通，除了要求护理专业学生掌握广博的护理学与健康知识外，更关键的是要看学生们是否掌握了科学沟通和健康教育的方法。学习护理教育学，可以帮助护理专业学生选择适当的教育方法与手段，对不同年龄、社会背景、文化层次的人群或者患者实施针对性强、耗时少、效果佳的健康教育和沟通，满足人们对健康知识的认知需求，进而调动他们促进、维护自我或他人健康的积极性。

2. 学习护理教育学是护理学生将来从事护理教学的需要

我国护理专业的教师主要毕业于医学院校，同时，我国大多数医院均承担着护理专业学生实习任务和护士的进修带教任务，部分大型综合性医院还直接承担着护理学专业学生临床护理理论课教学任务，教学工作已成为大多数医院与医护、科研并存的三大主要工作任务之一。要有效地提高护理学专业教学质量，就要认真学习和研究教学方法知识。护理专业学生学习护理教育学，有利于系统掌握教育学的原理与方法，尤其是了解国内外护理学教学法，结合未来护理学教学工作的实践，有意识地去探索和改进自己的教学方法，提高教学质量。

3. 学习护理教育学是完善护理专业学生知识结构的需要，也是从事护理管理工作的需要和从事护理科研工作的需要

一方面，护理专业学生除了学好护理学专业知识之外，还应掌握一定的人文社科类知识，如社会学、管理学、教育学知识，为将来从事医疗、科研等工作奠定基础。另一方面，护理教育学介绍的许多原理、方法，不仅是为搞好教学服务的，它还可以为培养学生能力素质和为护理专业学生开展自学提供科学的指导。如护理教育学研究的有关"知识的认知规律"以及"护理专业学生学习心理"等方面的知识，可以帮助护理专业学生掌握正确的学习方法。护理教育学中介绍的有关"讲授法""问答法""演示法"以及"课堂情景问题的应激处理"等都可以帮助学生训练良好的演说能力和组织管理能力等。

（二）学习护理教育学的方法

1. 坚持实事求是原则

实事求是就是从实际对象出发，探求事物的内部联系及其发展的规律性，认识事物的本质，是一种严谨的治学态度和方法，应是每位学者治学的座右铭。

2. 坚持理论联系实际的学风

理论联系实际，是我们应该一贯坚持的学风，理论联系实际也是马克思主义的实践论，科学理论是从对实践经验的总结中概括提炼出来的，同时又用于指导实践，在实践中检验，在实践中创新，在实践中提升，进而再用于指导新的实践。坚持理论联系实际，就是要一切从实际出发，就是要学以致用，就是为了应用，为了发展，为了解决问题。

3. 培养分析问题与解决问题的能力

学以致用是我们学习的目的，围绕"解决问题"所提出的目标，采取有效的策略和方法，去主动解决现实问题，有效培养自己运用知识解决实际问题的能力。

4. 掌握相关学科知识，拓展视野

护理专业学生除了学好护理学专业知识之外，还应掌握一定的人文及社科类知识，以此拓展自己的知识视野，为将来从事医疗、科研等工作打下良好的基础。

四、中国护理教育的现状及未来发展趋势

（一）中国护理教育的现状

中国的高等护理教育始于 1920 年，是世界上最早开展护理本科教育的国家之一。但建国初期，我国因种种原因停办了高等护理教育，长期以来以中专教育为主体。直到 1980 年才恢复护理大专教育，1983 年天津医科大学试行恢复护理本科教育，1984 年教育部、卫生部联合开会决定恢复护理本科教育。至 1990 年才正式启动硕士教育，最早开展护理硕士教育的院校为第二军医大学和协和医科大学。2004 年我国护理博士教育起步，中山大学、第二军

医大学、中南大学等学校开始招生。2011 年护理学由临床医学下面的二级学科升至国家一级学科，有 26 所大学获得了首批一级学科博士点。2012 年有 13 所大学获得了中国首批护理学博士后科研流动站。

我国目前全日制护理教育分中职、高职(大专)、本科、硕士和博士 5 个层次。国家卫生和计划生育委员会公布的数据显示，中国在职护士数量的变化趋势为：1980 年 46.5 万，1990 年 97.4 万，2000 年 126.6 万，2010 年 204.8 万，2015 年 300 万，预计至 2020 年底，护士数量将发展至 450 万人。2013 年底在职护士学历构成为：中专学历占 38.7%，大专学历占 47.3%，本科学历占 12.5%，研究生学历占 0.1%，高中及以下占 1.4%。我国的护理教育体系渐趋于完善，各个层次的教育都已具备。然而在临床工作的护士当中，整体学历偏低，严重影响了我们护理事业的发展壮大。虽然护理理论前沿水平很高，但是落脚点低。我们培养的高学历、高素质人才，并没有从事护理临床工作，而是留在了高校，或者在医院从事了行政工作。这是人才的浪费，也是国家资源的浪费。

(二) 中国护理教育未来发展趋势

科学技术的飞速发展，带动了信息传播速度的加快和信息量的增加，给多学科交叉的护理学提供了更广阔的发展前景。随着社会的进步，人民大众对享有高质量卫生保健的需求日益增加，特别是目前国内外对高层次护理人才的需求增加，给护理教育带来了新的机遇和挑战。

1. 加速护理教育国际化进程

第一，高等护理教育必须树立教育国际化观念，充分认识到医学教育全球化趋势是社会发展的必然趋势，我们只有主动去适应它，充分利用这一契机；第二，要把全球性视角加入到课程设置中，通过整合的教育帮助新生代护士形成全球性视野，有助于他们应对日趋复杂的工作环境和多样化的护理对象；第三，加强国际护理学术交流，充分利用国际护理教育信息与技术资源，加速我国护理师资队伍的培养和高级护理人才的培养；第四，积极发展国际合作办学，探索灵活多样的合作办学模式，充分利用国外优秀师资、先进教材以及科学的管理经验，为我国培养国际化护理人才服务。同时，对外开放我国的护理教育市场和教育资源，加强护理国际化运作的研究，创造多元文化的护理教育环境，在教育内容、教育方法上要更强调适应国际交往和发展的需要，吸引外国护理专业留学生，争取在国际护理教育服务市场上占据一定份额，提升我国护理教育的国际影响力。

2. 建立完整的护理学学科体系

借助护理学成为一级学科和国务院学位委员会护理学科评议组成立的契机，进一步规范和提高护理学学位点建设水平，保证学科高端人才培养的质量。认真开展学科建设研究，运用科学的理论，建立科学的学科分类、分级标准，在此基础上建立我国护理学学科体系。同时积极向国家学位办提出建议，参考国际通常做法，直接授予护理学专业各层次毕业生相应的护理学学位。

3. 建立适应时代需求的人才培养目标

为了适应 21 世纪卫生保健事业发展和学科发展的需求，护理教育应以科学发展观为指导，建立可持续发展的护理人才培养目标体系。包括两方面任务：从目标层次上，应根据社会需求、岗位需求理顺或者说是重构层次清晰、方向明确、岗位适任的全层次护理人才培养目标体系。

从目标性质上，新构建的培养目标应具有国际化、以胜任力为本位、以人为本、个性化的特质。

首先，确立国际化的人才培养目标。必须着眼于培养具有全球意识、国际活动能力，具有国际护理执业资格的高素质的护理人才。

第二，确立以胜任力为本位的人才培养目标。必须高度重视培养具有强烈社会责任感和职业精神，以患者为中心，具有创新精神，能够在复杂多样的卫生保健环境中从事跨学科护理实践的可持续发展的护理人才。

第三，确立以人为本的人才培养目标。必须着力于培养具有强烈的人文关怀意识和良好的执业伦理素养，高水平的人际沟通技能和善于理解他人、尊重差异、善于合作的护理人才。

第四，建立个性化的人才培养目标。应立足人的自身全面发展，尊重受教育者的个性和个别差异，体现人自身价值，在此基础上，培养具有独特的品质和丰富多彩个性的、可持续发展的护理人才。

4. 构建以岗位胜任力为导向的人才培养模式

岗位胜任力包括特定岗位的知识、能力、各种品质修养。以岗位胜任力为导向的人才培养模式包括以下几方面：

（1）构建以岗位胜任力为导向的课程设置。第一，课程设置应以社会和卫生系统发展所需求的特定岗位胜任力为基础，并能根据社会、卫生系统、学科实践发展的需求及时调整，使学生达到良好的岗位适任性。第二，打破学科间壁垒，以工作任务或问题为轴心，组合跨学科课程，实现各课程知识体系的整合，以给予学生更具迁移性、实用性的知识。第三，推广跨专业和跨行业教育，将学术课程与职业课程有机整合，培养卫生保健行业间共性的基础能力，如循证能力、判断决策能力、领导管理能力、沟通交流能力等。第四，进一步加强课堂教学与临床教学的融合，努力提升作为学科的教育和作为实践的教育两个边界的渗透度，创造一个与职业价值观对应的学习环境。第五，将全球性视角加入课程设置中，提高课程的国际化程度，增强全球卫生观、文化敏感性教育，以适应未来患者的高度多样化背景和卫生系统全球化趋势。

（2）采取具有转化式学习功能的教学策略和方法。国际医学教育专家委员会在21世纪医学教育展望报告中提出了一个崭新的观点：学习过程可分为3个连续的层次：记忆式学习、形成式学习和转化式学习。转化式学习是3个连续层次的最高一级，记忆式学习是获取知识和技能的学习，形成式学习目的在于培养医学卫生人才的职业素养，转化式学习着重培养领导特征和能力，目的在于培养有思想的变革推动者。成功的教育是3个层次的不断推进。转化式学习的价值在于它可以引导学生从死记硬背转化为批判性思维，整合信息用于决策；从为专业文凭学习，转化为获取核心胜任能力学习；从不加批判地接受教育转化为创造性地利用经验、资源，以解决实践问题。护理专业的转化式学习就是以岗位胜任能力产出为核心，以个体可持续发展为目标，采取研究性学习、互动性学习、服务性学习、合作学习、PBL（problem–based learning，问题式学习）等多样化教学方法，改变学生的学习过程，使之将学习与思考、学习与实践结合起来，真正成为主动的、负责任的创造性学习者。

（3）实施基于专业行为表现的考评模式。配合课程设置和教学策略的变化，以岗位胜任力为客观标准，实施基于专业行为表现（performance–based assessment）和（或）学习成果

(learning outcome)的考评模式，即在最真实的情况下记录学生专业能力的真实表现，观察学生积极地参与完成某项专业任务的过程和结局的评价。包括档案袋评价、客观结构化临床考试等。这种考评模式要求学生获得事实性知识，并用有意义的方法运用它们，促使学生运用分析、综合、评价等高水平思维技能进行复杂学习，不仅有助于提高学生对自己学习负责的意识和学习的积极性，而且可以客观地验证教学的成效，促使现代教学回归到培养具有岗位胜任力的实用性护理人才的正确轨道上。

（4）营造有利于岗位胜任力培养的教育环境。应充分利用社会教育资源，创设学校—医院—社区一体化的综合教育环境，通过多样化的培养途径和活动形式，有效地把课内教育活动和课外教育活动、理论教学活动和实践教学活动、专科教学活动和通科教学活动、显性课程教学和隐形课程教学、知识教学和情感教学有机结合起来，全面提高护理人才岗位胜任能力培养的整体水平。

5. 开展基于 IT 技术的教育资源共享行动

IT 技术革命性地改变了知识和技术的获取和传播形式，提高了教育资源的利用度。从 2000 年麻省理工学院首创的开放性课程（open course ware，OCW）拉开全球开放性教育资源共享运动的序幕，到 2008 年在开放教育领域大规模网络公开课（massive open online courses，MOOC）的出现，真正实现了学生自主性学习、优质课程资源的全球共享。这是教育领域新的发展方向。有优势专业课程资源和教育信息技术的护理院校应致力于这种大规模在线开放课程建设，实现真正以学生为主体的线上线下教学相结合，并推动优质护理课程资源的共享共建。

6. 有序推进护理学专业教育认证

质量是教育事业的生命，是人才素质的保证。要认真研究和不断完善我国护理教育质量标准和科学的评价模式，在教育部高等教育司主管部门的指导下，稳步、有序地推进护理学专业认证工作，以规范、监控护理教学过程，保证教育教学质量达到国家标准，促进院校护理学专业建设，加速我国护理教育国际化进程。

7. 全面提高护理学师资队伍水平

师资队伍的整体素质直接影响护理教育的质量水平和产出效益。应充分利用国际和国内教育资源，加强国际和国内院校间的合作交流，采取多样化的培养途径，优化教师队伍的学历结构和知识结构。要进一步密切院校与临床、社区的合作，实施院校师资和临床师资双向交流，完善双师型师资的培养机制，使现代护理师资队伍既能适应社会政治、经济、科学文化发展的需要，又能胜任培养基于岗位胜任力为核心的现代护理学专业人才的任务。

思考题

1. 如何遵守现代教育的一般原则？
2. 为什么说学校教育在人的发展中起主要的、导向性的作用？
3. 结合自己的学习生活，思考未来我国护理教育的改革方向。

第二章　护理教育目标

学习目标

识记：

1. 掌握以下概念：教育目的、培养目标、护理教学目标。

2. 确定教育目的的依据。

3. 教学目标的作用。

4. 教学目标的编制要求。

理解：

1. 教育目的的价值取向。

2. 布卢姆教学目标分类理论在护理教学中的应用。

运用：

能够科学地编制一份护理教学目标。

护理教育目的规定了护理教育所要培养人才的基本规格和质量要求，是护理教育工作的出发点和归宿。护理教育目标包括护理教育应当培养什么样的人才以及护理教育所要形成的人的素质及其结构。正确认识、了解护理教育目标对护理教育者的活动有着极其重要的指导意义。

第一节　教育目的和护理教育培养目标

人们在进行教育活动之前，对于要把受教育者培养成什么样的人，已经在观念上有了某种预期的结果。教育目的就是社会对教育所要造就的社会个体的质量规格的总的设想或规定。培养目标则是指各级各类学校、各专业培养人才的具体质量规格与培养要求。因此，护理教育者只有深刻理解教育目的和培养目标的意义，才能保证人才培养的质量。

一、教育目的

（一）教育目的的概念

教育目的（aims of education）指一定社会对教育所要造就的社会个体的质量规格的总的设想或规定，也就是通过教育过程把受教育者培养成什么质量和规格的人。我们这里所探讨的教育目的是指学校的教育目的，护理院校是培养护理专业人才的基地，因此护理院校的全部教育活动必须以教育目的为根本依据，护理教育的成效要以护理教育所规定的人才质量规格为标准。

（二）确定教育目的的依据

1. 人的身心发展规律

教育目的包含了对人才素质的要求，制定教育目的时首先应该依据人的身心发展规律。教育目的实施主要是通过各级各类学校的教育活动实现的，在把教育目的具体化成各级各类学校的培养目标时，必须遵循受教育者的身心规律和进程。因此，教育目的的制定，必须受到受教育者身心发展水平的制约，必须适应人的身心发展的规律。

2. 社会发展的需要

教育目的的制定除了依据人的身心发展规律以外，还必须考虑社会发展的需要。教育是培养人的一种社会活动，离开促进人的发展，教育就无从反映和促进社会发展。然而，个人的发展离不开社会，个人的发展在以社会发展为基础的同时，也要受到社会发展的制约，这就决定了教育的目的必然受到社会发展的制约。

首先，生产关系制约教育目的。社会发展过程中，生产关系一定要适应生产力的发展，生产方式的变革总会带来社会关系及社会制度的变革。任何一种新的社会关系及社会制度的确立，对人才的培养都会提出相应的要求，但无论是资本主义社会，还是社会主义社会，直接决定教育目的的均是生产关系。因此，在阶级社会中，教育目的总是带有鲜明的阶级性，反映了统治阶级的政治经济利益。

其次，生产力发展水平制约教育目的。生产力发展水平体现人类已有的发展程度，又为人的进一步发展提供可能。阶级社会的教育的目的是培养为统治阶级服务的人才。随着大机器生产和商品经济的发展，科学技术在生产中的广泛应用，学校教育不仅要培养为政治服务的人才，还必须培养有一定文化和职业技能的生产管理者、技术人员及熟练工人。因此，生产力和科学技术的发展就成为制定学校教育目的的重要依据。

总之，教育目的的制定必须依据社会生产关系与生产力的发展状况与需要。

3. 教育目的的价值取向

教育目的的价值取向是指教育目的的提出者依据自身的需要对教育价值作出选择时所持的一种倾向。人们对教育活动价值选择历来有不同的主张，争论最多、影响最大的问题，是教育活动究竟是注重于社会的需要还是注重于个性的发展。

（1）社会本位论。社会本位论（theory of society as standard）兴起于 19 世纪下半叶，代表人物有法国社会学家孔德（Comte A）、迪尔凯姆（Durkheim E）、涂尔干（E. Durkheim）和德国的那托普（Natorp P）、凯兴斯泰纳（Kerschensteiner G）。他们主张教育目的应根据社会需要来确定。在他们看来：①个人的一切发展都依赖于社会，社会的价值高于个人的价值。②教育除了社会的目的以外，并无其他的目的，教育的任务在于把受教育者培养成符合社会准则的公民，保证社会生活的稳定与延续。③教育的结果只能以社会的功能来加以衡量。研究社会本位论产生的社会根源，其实质是从教育的角度肯定社会的需要和价值，寻求资本主义社会秩序的稳固。

社会本位论强调社会的价值，重视社会的稳定性和个体的社会化，主张教育应使个人认同社会，与社会合作，为社会服务，有一定的道理。但他们把个人与社会完全等同一致，无视个人的价值，忽视了个人发展的需要，看不到个人能动性在社会变革和发展中的巨大作用，有失偏颇。

（2）个人本位论。个人本位论（theory of individual as standard）主张教育目的应根据人的本性需要来确定。18世纪和19世纪上半叶是其全盛时期，持这种教育目的理论的教育家与哲学家有法国的卢梭（Rousseau JJ）、德国的福禄贝尔（Froebel F）和瑞士的裴斯泰洛齐。他们认为：①教育目的应根据人的发展需要来确定；②个人的价值高于社会的价值；③人生来就有健全的本能，教育的职能就在于使这种本能不受影响地得到发展。

这种把人的需要作为制定教育目的的理论依据，重视教育对象的自然素质和自身的需要、兴趣等积极因素与发展状况，强调教育个性化，是有一定积极意义的。但是，教育目的取决于人的天性的观点是片面的，没有看到人的社会制约性，没有把人看成是现实的社会的人，没有认识到个人的个性化过程同时也是个人的社会化过程，因此，这种观点容易导致个性、自由和个人主义的绝对化。

（3）马克思主义关于人的全面发展的学说。马克思主义关于人的全面发展的学说是马克思主义教育思想的重要组成部分，是制订社会主义教育目的的重要理论依据和方法论指导。马克思主义全面发展学说的基本观点：

①人的全面发展的涵义。马克思主义关于人的全面发展的理论内容十分丰富、系统。长期以来，教育界同仁理解为：人的全面发展（all-round development）的涵义指智力和体力的统一发展，人的全面能力的发展和全体社会成员的全面发展是一致的。

②人的发展是同生产的发展相一致的。个人的发展，发展到什么程度，取决于客观社会的生活条件，主要取决于他们进行生产的物质条件。马克思详尽考察了资本主义生产方式，提出工场手工业分工造成了人的片面发展；社会化大工业生产是人的全面发展的物质基础。但是，在资本主义社会，仍然是少数人剥削大多数人，只要有这种剥削制度存在，人的全面发展就不可能真正实现。

③教育与生产劳动相结合是人的全面发展的基本途径。教育与生产劳动相结合是马克思主义教育的基本原理，人的全面发展，只有在推翻资本主义社会，进入社会主义社会以及社会主义向共产主义发展中才能得到实现。教育与生产劳动相结合是培养理论与实际相结合、学用一致、全面发展新人的根本途径。

在护理院校中，坚持理论联系实际，把教育、科研与临床实践紧密结合起来，才能培养全面发展的护理人才。

（三）我国的教育目的

为保证我国的教育与经济发展和社会发展协调一致，我国的教育目的是在马克思主义关于人的全面发展理论指导下由中国共产党和国家制定的。

1. 中华人民共和国成立以来关于教育目的的 7 种主要提法

中华人民共和国成立以来，我国教育目的的提法主要有以下 7 种：

（1）1957 年，在生产资料所有制的社会主义改造基本完成后，毛泽东同志在最高国务会议上提出"我们的教育方针，应该使受教育者在德育、智育、体育几方面都得到发展，成为有社会主义觉悟的有文化的劳动者"。

（2）1978 年，在全国人民代表大会通过的宪法中，表述为"我国的教育方针是教育必须为无产阶级政治服务，教育必须同生产劳动相结合，使受教育者在德育、智育、体育几方面都得到发展，成为有社会主义觉悟的有文化的劳动者"。

（3）1982 年第五届全国人民代表大会第五次会议通过的《中华人民共和国宪法》中规定："国家培养青年、少年、儿童在品德、智力、体质等方面全面发展"。

（4）1985 年，《中共中央关于教育体制改革的决定》指出，"教育要为我国经济和社会发展培养各类合格人才""所有这些人才，都应该有理想、有道德、有文化、有纪律，热爱社会主义祖国和社会主义事业，具有为国家富强和人民富裕而艰苦奋斗的献身精神，都应该不断追求新知识，具有实事求是、独立思考、勇于创造的科学精神"。当时，人们把这段话简化为"四有、两热爱、两精神"，作为对我国教育目的的表述。

（5）1986 年，《中华人民共和国义务教育法》规定"义务教育必须贯彻国家的教育方针，努力提高教育质量，使少年、儿童在品德、智力、体质等方面全面发展，为提高国民素质，培养有理想、有道德、有文化、有纪律的社会主义建设人才奠定基础"。这既是关于义务教育性质和目的的规定，也是从法律上来解释我国整个教育的目的。

（6）1999 年，《中共中央关于深化教育改革　全面推进素质教育的决定》提出，"实现素质教育，就是全面贯彻党的教育方针，以提高国民素质为根本宗旨，以培养学生创新精神和实践能力为重点，造就有理想、有道德、有文化、有纪律的德智体美等全面发展的社会主义事业建设者和接班人"。这是我国首次将创新精神和实践能力的培养写进教育目的的内容。

（7）2010 年 7 月中共中央、国务院颁布的《国家中长期教育改革和发展规划纲要（2010—2020 年）》中提出："全面贯彻党的教育方针，坚持教育为社会主义现代化服务，为人民服务，与生产劳动和社会实践相结合，培养德智体美全面发展的社会主义建设和接班人。"并针对基础教育和职业教育、高等教育的特点分别提出了具体的教育目标。高等教育的目标是："着力培养信念执著、品德优良、知识丰富、本领过硬的高素质专门人才和拔尖创新人才。"

2. 我国教育目的的基本内涵

（1）培养"社会主义建设者"和"接班人"。教育目的的这个规定，明确了我国教育的社会主义方向，也指出了我国教育培养出来的人的社会地位和社会价值。

在我们社会主义国家，劳动是每一个有劳动能力的公民的光荣职责，因此必须教育全体青少年要用辛勤的劳动去建设一个繁荣富强、民主文明的社会主义现代化国家，立志成为社会主义的建设者。同时，要树立全面人才观念，培养社会主义事业的接班人。

（2）要求全面发展。我国的社会主义教育是全面发展的教育（all‐round developmental education），它要求受教育者在德育、智育、体育、美育、劳动技术教育等方面都得到全面发展。

①德育：德育（moral education）是教育者按照一定的社会要求，有目的、有计划地对受教

育者心理上施加影响，培养学生社会主义品德的教育，对学生的全面发展起着定向和动力的作用。

护理院校在德育方面的要求是：具有科学的世界观，崇高的敬业精神，严谨的工作作风和慎独精神，优良的医德医风，积极的创新精神和评判性思维，终生学习的观念，实事求是的科学态度，融洽的护患关系，良好的团队合作精神，健康的体魄和心理，基本的法律观念等。

②智育：智育（intellectual education），是授予受教育者以系统的科学文化知识技能，发展智力，培养能力，培养科学精神和创新精神的教育。是社会主义全面发展教育的重要组成部分。

护理院校在智育方面的要求是：较坚实的基础医学科学知识，较系统的基础和临床护理学知识，基本的预防保健知识，一定的自然科学和人文社会科学知识，一定的体育和军事知识。同时具有较熟练的基础护理操作技能、常见病和多发病的护理操作技术、专科护理和急重症护理操作技术以及专门的监护技能，能够应用护理程序对服务对象实施安全有效的整体护理；基本的疾病预防和健康宣传教育能力；良好的交流沟通能力；较强的自主学习和终生学习能力；一定的外语和计算机应用能力。

③体育：体育（physical education）是授予受教育者健身知识、技能，发展他们体力，增强他们体质的教育。通过体育，培养受教育者良好的锻炼身体的习惯和卫生习惯；培养受教育者的合作精神、勇敢顽强的优秀品质和革命乐观主义精神。可见，体育是社会主义全面发展教育的基础。

护理院校在体育方面的要求是：使学生形成健康的体魄，顽强的意志和敏锐的反应能力，科学地锻炼身体的能力。

④美育：美育（aesthetic education）是培养受教育者正确的审美观，发展他们鉴赏美、创造美的能力，培养他们高尚情操和文明素质的教育。通过有关艺术课程和丰富多彩的课外文化艺术活动，培养受教育者正确的审美观点，陶冶高尚情操，养成文明行为，培养激励学生热爱生活，追求美好事物的思想感情。

护理院校在美育方面的要求是：树立正确的审美观念，培养学生鉴赏美、创造美的能力，形成美的语言、美的行为、美的情操及美的心灵。

⑤劳动技术教育：劳动技术教育（laboring and technical education）是引导受教育者掌握劳动技术和知识技能，形成劳动观点和习惯的教育。它可以帮助受教育者把脑力劳动和体力劳动结合起来，促进他们全面发展。

护理院校在劳动技术教育方面的要求是：通过劳动技术教育，使学生进一步掌握护理专业知识和技能，养成良好的劳动态度和劳动习惯。

（3）强调创新精神与独立个性。教育目的明确规定教育要以培养学生创新精神和实践能力为重点，这是国家富强、民族兴旺、社会进步、科学发展的基础。因此，学校要把培养学生的创新精神放在重要地位。

由于受教育者生活在不同的社会环境中，有不同的经历和体验，不同的智力品质、兴趣爱好，全面发展在不同受教育者身上必然形成不同的组合，因此全面发展的过程也是个人的个性形成过程。目前，教育改革要解决的重要课题就是培养受教育者的独立个性，使受教育者个性自由发展，增强受教育者的独立意识，形成受教育者的开拓精神，提高受教育者的个人价值。

必须强调，以上所说的个性独立是与社会有着共同发展方向的个性独立与自由发展。我们坚决反对与社会发展背道而驰的个性发展。

（4）重视提高全民素质。教育目的不仅对受教育者个人提出了全面发展的要求，而且强调以提高国民素质为根本宗旨，这是我国社会发展赋予教育的历史使命。提高全民素质，促进经济建设和社会发展，已成为我国教育目的的一个重要方面。护理教育作为全民教育的一个组成部分，更应把提高护理领域全体成员的素质放在重要地位。

二、护理教育目标的层次结构

在我国社会主义教育目的的指导下，护理教育还须确定自身领域的培养目标，而教育目的和培养目标又可以具体体现到每一门课程的教学目标。因此，护理教育的目标体系由以下四个部分组成，即：教育目的、培养目标、课程目标和教学目标。

教育目的、培养目标、课程目标和教学目标之间相互联系，共同构成护理教育目标体系。教育目的和护理专业培养目标落实在一系列教学目标之中，而所有的教学目标都运行在实现教育目的和培养目标的护理教育过程中，有序地、渐进地接近教育目的和培养目标。这样就保证了每一项教育活动的目的和方向。

三、护理教育的培养目标

（一）培养目标的概念

培养目标（training objectives）是指各级各类学校、各专业培养人才的具体质量规格与培养要求。培养目标的方向、内容决定于教育目的。教育目的是各级各类学校培养学生的共同准则。培养目标则是根据特定的社会领域（如国防教育领域、医疗卫生领域等）和特定的社会层次（如职业技术人员、管理人员和高级专门人才等）的需要制定的，并且是针对特定对象提出的。教育目的对培养目标起具体定向、指导作用，而培养目标是教育目的的具体体现。

护理教育的培养目标是指护理院校培养人才的具体质量规格与培养要求。根据社会卫生健康事业的需要，制定科学、合理的护理培养目标，才能保证护理教育教学工作的顺利开展。

（二）不同层次护理教育的培养目标

根据我国护理教育现状，可以将护理教育分为高等护理教育和中等护理教育，这两个等级构成博士研究生护理教育、硕士研究生护理教育、本科护理教育、专科护理教育和中专护理教育等五个教育层次。各等级各层次的培养目标都是根据国家的教育目的和卫生工作方针制定的，并从德、智、体几方面提出了具体要求。护理教育的层次培养目标是以教育部、卫生部正式颁布的规定、条例为依据的。

1. 高等护理教育的培养目标

高等护理教育分为护理学研究生教育、护理学本科教育和护理学专科教育三个层次，不同层次，人才规格不同。

（1）护理学研究生教育。其培养目标分博士研究生和硕士研究生两个层次。其中硕士研究生教育又包含了学术学位和专业学位两种培养类型。

教育部依据《中华人民共和国教育法》《中华人民共和国高等教育法》和《中华人民共和

学位条例》明确规定博士研究生的培养目标是：培养德智体全面发展，在本门学科上掌握坚实宽广的基础理论和系统深入的专门知识，具有独立从事科学研究工作的能力，在科学或专门技术上做出创造性成果的高级专门人才。

2010年国务院学位委员会批准的《护理硕士专业学位设置方案》中规定护理硕士研究生的培养目标是："培养具有良好的政治素质和职业道德素养，具有本学科坚实的基础理论和系统的专业知识、较强的临床分析和思维能力，能独立解决本学科领域内的常见护理问题，并具有较强的研究、教学能力的高层次、应用型、专科型护理专门人才。"

（2）护理学本科教育。2014年教育部制定了《护理学专业类教学质量国家标准》，规定本科教育的培养目标是："培养适应我国社会主义现代化建设和卫生保健事业发展需要的德智体美全面发展，比较系统地掌握护理学的基础理论、基本知识和基本技能，具有基本的临床护理工作能力、初步的教学能力、管理能力及科研能力，能在各类医疗卫生、保健机构从事护理和预防保健工作的专业人才。"

（3）护理学专科教育。2015年教育部颁布的《普通高等学校高等职业教育（专科）专业目录及专业简介》明确提出护理专科教育的培养目标是："培养德智体美全面发展，具有良好职业道德和人文素养，掌握护理专业基础理论、基本知识和基本技能，具备现代护理理念和自我发展潜力，能在各级医疗、预防、保健机构从事临床护理、社区护理和健康保健等工作的高素质实用型医学专门人才。"

2.护理学中等教育培养目标

2014年教育部颁布《中等职业学校专业教学标准（试行）》明确规定护理学中等教育的培养目标："面向医疗、卫生、康复和保健机构等，培养从事临床护理、社区护理和健康保健等工作，具有良好的职业素养、一定科学文化素养、基本护理理论和较熟练护理操作技能的高素质专业人员。"

（三）护理教育的专业培养目标

对于护理各层次专业人才的要求在德育和体育上基本是一致的，不同之处在于具体的专业培养目标。护理教育的专业培养目标明确规定了护理专业各层次人才在专业知识、技术与能力方面应达到的具体要求：

1.护理专业博士研究生教育的专业培养目标

以科学研究能力的训练为重点，以创新能力、实践能力、创业精神和人文素养、科学素质和相关领域服务技能为主要培养目标，为护理专业培养高层次科研人才。

（1）必须掌握本学科坚实宽广的基础理论和系统深入相关领域的护理知识，具有较严密的逻辑思维能力和较强的分析问题、解决问题的能力，能独立完成相关领域发生的常见病的护理，指导相关领域服务中心对常见病、多发病的预防与监测。

（2）外语水平要求：掌握一门外语，具有较强的听、说和写作能力，能熟练地检索和阅读本专业及相关专业的文献资料，并有进行国际学术交流的能力。选修第二外语，达到初步专业阅读能力。

2.护理专业硕士研究生教育的专业培养目标

培养热爱护理事业，能为护理事业发展和维系人民健康作出贡献，具有良好的思想品德和职业道德素质，毕业后能够发现并解决护理领域实际问题，有科研创新的精神和独立进行护理科研工作的能力，具有较强的护理教学能力和护理管理能力，适应现代护理学发展，具备现代护理理论、知识、技能的高级专门护理人才。

（1）掌握本学科坚实的基础理论和系统的专业知识，有从事护理学研究的基础知识与技能。如生理学、病理生理学、临床药理学、分子生物学、卫生统计学等。

（2）具有较强的临床分析和思维能力，基本掌握与研究方向有关的护理技术，具备医学科技文献检索能力和追踪本专业新进展并不断更新知识的能力，对所作研究的课题有较深刻的理解并掌握发展动向。

（3）培养创造性科学思维能力，能结合工作实际，学习并掌握护理学研究的基本方法，撰写有一定学术水平的研究论文。

（4）掌握与研究方向有关的专业技术，解决从理论到实践中的科学技术问题。

（5）掌握一门外语，具有较熟练阅读外文专业书刊和进行沟通交流的能力。

3. 护理专业本科教育的专业培养目标与要求

学生应掌握基础医学、临床医学的基本知识及护理学的基本理论知识与技能，毕业后能够从事高级临床护理和护理管理工作。学生应获得以下知识和能力：

（1）基础医学与临床医学的基本知识。

（2）常见病、多发病诊治的基本知识。

（3）护理学的基本理论知识和操作技术，急、危、难、重症护理的基本原则和操作技术，专科护理和专门监护的技能。

（4）医院护理管理及科室护理管理工作的初步能力。

（5）护理教学及科学研究的初步能力。

4. 护理专业专科教育的专业培养目标与要求

专科教育目标是培养高素质实用型医学专门人才。学生应获得以下知识和能力：

（1）本专业实际工作所必备的基础医学与临床医学的基本知识。

（2）常见病、多发病诊治的基本知识。

（3）护理学的基本理论知识和操作技术，急、重症护理的基本原则和操作技术，专科护理和专门监护的技能。

（4）护理管理工作所需要的基本知识。

5. 中等护理专业的专业培养目标与要求

除具有本专业人才所必需的文化基础知识外，还需掌握本专业的基础理论知识和实际技能。能熟练地掌握护理、病房管理的知识与技术，具有常见病、多发病以及危重病情的观察和应急处理能力。毕业后在各级医疗机构独立地从事护理工作。

第二节　护理教学目标

护理教学目标是护理教学活动的出发点和归宿。要保证护理教学取得预期的成功，首先必须提出明确而切实的教学目标，并紧紧围绕既定的目标开展教学活动。因此很有必要对其进行比较深入的探讨。

一、护理教学目标的概念

护理教学目标是设计、实施和评价护理教学的基本依据，它贯穿于整个护理教学过程的始终。护理教学目标（objective of nursing teaching）是师生通过护理教学活动预期达到的学习结果或标准。具体体现在护理教学活动结束之后，学生在护理知识、技能和态度等方面的变化。对教师而言，教学目标是教授的目标；对学生而言，教学目标是学习的目标。理想的教学目标应该是教授目标和学习目标的统一体。

二、布卢姆教学目标分类理论

布卢姆（Bloom BS）是美国芝加哥大学教授。他的教育目标分类理论（taxonomy of educational objectives）在教学目标分类理论领域具有深远的影响。

布卢姆和他的同事们采用行为目标的形式来表述，将教学目标分为三大领域，即认知领域、情感领域和动作技能领域，每一个领域内的系列目标都遵循由简单到复杂、从低级到高级的顺序表述。

1. 认知领域（cognitive domain）

按认知技能从简单到复杂的顺序排列，分为6个层次（表2-1）：

（1）知识（knowledge）：指识记所学的材料。包括特定事物的知识，专门术语的知识，一般概念、方法、过程、形式、结构、背景等知识，某一学科领域中普遍原理与抽象概念的知识，应用原理与概括的知识，理论与结构的知识等。这一层次要求训练学生最基本的记忆能力。

（2）理解（comprehension）：指理解学习材料的意义。这一层次要求训练学生的理解能力。可借助三种形式表明学生是否理解，即转化、解释和推断。理解水平的目标要求学生不仅要记忆知识，而且能理解、解释知识。

（3）应用（application）：指将所学知识运用于新的情境。包括规则、方法和概念等的运用。应用水平的目标要求学生会应用所学的知识，是教学中极其重要的目标。

（4）分析（analysis）：指对材料的构成部分、各部分相互关系及解决问题步骤的分析能力。分析水平的目标要求学生能够对事实、观点、假设或判断进行分析，从而进行比较和对比。它是知识、理解、应用等能力的复合体现。

（5）综合（synthesis）：指将所学的知识综合起来，使之成为新的整体的能力。综合是一种组织能力，即重组知识于新的整体。综合水平的目标要求学生能融会贯通地掌握知识，并能超越给定的信息，独立解决新问题。

（6）评价（evaluation）：指对学习材料作出价值判断。评价水平是认知技能的最高层次，包括依据内在证据的评价和依据外部标准的评价。包含了以上5种能力要素，要求学生创造性地对客观事物进行判断、权衡、检验和分析。

表2-1 认知领域亚目标解释及常用动词

层 次	知 识	理 解	应 用	分 析	综 合	评 价
各亚领域目标解释	记忆所学教材中的基本概念、基本原理等,是最低等级的智力行为	把握教材意义的能力,如转化、解释所学知识,并据此进行推断	把学习的知识应用于新的环境,包括原理、学说、观念及原则的应用	将所学知识分解为各个构成部分,包括对各组成部分以及其间的关联的认识	将所学知识综合为新的整体,包括规范实验和注重新结构、新创作	判断价值的能力,认知技能中最高层,它必须建立在前面各项能力的基础上
常用行为动词	陈述、复述、阐明、描述、认出	举例、摘要、估计、解释、转换、区别	计算、示范、解决、修改、发现、预测	指出、选择、分解、区别、辨别、对照、	联合、编制、创造、设计、筹划、重组	批判、评定、断定、支持、推测

2. 动作技能领域(psychomotor domain)

布卢姆在创立教育目标分类时仅意识到这一领域的存在,未制定出具体的目标层次。美国学者格兰隆德(Gronlund)和塞勒(Saylor)等人将动作技能领域教学目标划分为6个层次(表2-2):

(1)知觉(perception):指运用感官获得技术上的知觉经验,领会操作信息、指导动作。可分为感觉刺激、线索选择、转化三个亚层次。

(2)准备(set):是学生在观察教师示范时,所产生的强烈的学习欲望,而想直接完成某动作,即为适应某种动作技能的学习做好心理上、生理上和情绪上的准备。如,了解动作的难度、要领及流程,以便练习。

(3)模仿(imitation):指学生能在教师指导下尝试完成模仿行为。

(4)重复练习(mechanism):指学习者能按程序步骤完成动作操作,不需要指导,能独立操作,并根据需要选择方法和用物。

(5)娴熟(complex response):指能熟练地完成全套动作技能,并能恰到好处地应用,如熟练地完成无菌技术操作。

(6)创新(creative):指能创造新的动作模式以满足具体环境、条件等的需要,且能独具创意。

表2-2 动作技能领域亚目标解释及常用动词

层次	知觉	准备	模仿	重复练习	娴熟	创新
各亚领域目标解释	借助感觉器官的观察，获得技术上的知觉经验	指为适应某种技能的学习做好心理上、生理上和情绪上的准备	指在教师示范操作之后，学生尝试模仿的阶段	学生在模仿的基础上，能按正确的步骤进行操作练习	指经过多次练习之后，学生的操作技术达到非常熟练的程度	学生能对所学知识和技术举一反三、触类旁通、独具创意
常用行为动词	背诵、描述、认出、列举、阐明	了解、解释、举例、区分、转换	尝试、试述、解决、修改	独立进行、选择、区别、辨认、	熟练完成、联合、重组、编制	评价、评定、鉴别、推断、断定

3.情感领域(affective domain)

情感领域的教学目标以美国学者克拉斯沃尔(Krathwohl DR)为首于1964年提出，分为5个层次(表2-3)：

（1）接受(receiving)：指对特定的事件、现象或活动的感受，是道德或情感教学时，引发学生学习动机，集中注意力阶段。

（2）反应(responding)：指参与或主动参与某事或某活动，可分为默认、愿意反应和满意几方面。

（3）价值判断(valuing)：指认识到某一事物、行为的价值，在行为上可表现出一定的坚定性。这一阶段，是教学生如何评价教学内容。

（4）价值的组织(organization)：指将不同的价值观念重构成内在一致的价值观念系统。价值的组织表现在价值的概念化和价值系统的组织化两个方面。

（5）价值定型(characterization by a value or value complex)：指个人的价值观、信念及态度等应该形成和谐的系统，内化为个性的一部分，可分为组合化和性格化两个方面。

表2-3 情感领域亚目标解释及常用动词

层次	接受	反应	价值判断	价值的组织	价值定型
各亚领域目标解释	学习者察觉到特定现象和刺激物的存在，愿意参加学习活动	学习者表现出较浓的兴趣，积极参加学习活动	对所接触的现象或行为进行价值判断，对所做的事负责	把内化的价值组成一个体系，并确定它们之间的内在联系以建立主要价值和普遍价值	学习者逐步形成自己的价值观和世界观，并以此支配自己的行为
常用行为动词	选择、描述、回答、使用、把握	回答、讨论、提出、实施、接受	判断、判别、评价、区别、解释	指出、修改、规划、整理	辨别、鉴赏、修订、影响、解决

第三节　护理教学目标的编制与实施

护理教学目标的编制与实施是护理教学过程的重要环节,科学地编制与实施教学目标是有效发挥教学目标作用的前提。

一、护理教学目标的编制

(一)教学目标的构成要素

教学目标要求以可观察和可测量的行为来描述。教学实践中,教学目标应由四个要素组成:教学对象(学习者)、行为(学习者能做什么)、条件、标准。

(二)教学目标的作用

教学目标对教学活动所起的作用主要有三种:标准作用、激励作用、指向作用。

1.指向作用

教学目标是教与学双方的共同目标,既有助于教师主导、操纵教学活动,把握教学重点、难点,又有助于学生把注意力集中在与教学目标有关的教学内容上,消除学习的盲目性与被动性。

2.标准作用

教学目标有助于教师清晰、准确地描述教学要求,使之具体化、可操作化,为教学效果的测定提供客观的标准和衡量尺度。

3.激励作用

教学目标对学生的知识与能力的发展提出了不断递增的等级要求,可使学生对所学的学科产生浓厚的认识兴趣和强烈的达标动机,从而提高教学效率。

(三)教学目标的编制要求

1.教学目标必须明确、具体

教学目标必须明确、具体才能指导师生有效开展教学活动,组织教学过程,评价教学效果。

2.教学目标必须符合教育心理学原则

护理教学目标的制定必须符合教育心理学原则,如准备性原则、动机性原则和保持性原则等。

3.教学目标难度要适中

教学目标的制定必须考虑护理师资的经验能力、学生的知识背景与能力水平以及可利用的教学时间与设备条件等实际情况。过高或过低的教学目标都会挫伤教与学双方的积极性,浪费宝贵的时间与精力,因此难度要适中。

4.教学目标要便于检测

提出教学目标时,要明确限定教学目标应达到的具体行为及其水平。

5.必须与非目标教学结合

再具体、再完整的教学目标，也不可能包括护理教学活动可能达到的所有成果。要注重教师人格魅力对学生思想品德、态度情感等非目标教学的作用。

(四)护理教学目标的编制方法

教学目标只有表达得准确、具体，才能发挥其应有的作用。对教师而言，目标明确，教学过程中才会思路清晰、重点突出。对学生而言，目标明确，方可确定学习重点，提高学习效率。编写好教学目标，可以加深我们对于"教什么，学什么，学得怎样"的了解。

1.了解教学对象

在编写目标时，首先要明确教学对象的身心发展规律、知识掌握程度及先修课程，这是准确表达教学目标的前提。

2.分析教材

分析教材的目的是找出学科知识点及知识点之间的相互联系，确定每个知识点在学科教学中占据的相对重要程度以及学生的接受能力。

3.确定教学目标的层次

根据护理教学特点，可将教学目标分为3个层次水平：识记、理解及运用。避免使用"知道""了解""熟悉"等内涵较广的词语。

4.教学目标的表述

包括提供构成目标的具体条件、规定学生实现目标的行为方式和完成任务的合格标准。护理教学目标举例：

(1)学生能准确说出肌内注射操作的具体步骤。(识记层次的目标)

(2)学生能用自己的语言描述循证护理的内涵。(理解层次的目标)

(3)学生能在模拟病房中准确演示静脉输液操作。(应用层次目标)

二、护理教学目标的实施

1.在教学过程开始之时，首先应明确教学目标，这样既使教学双方能把握教学重点、难点，又有助于学生把注意力集中在与教学目标有关的教学内容上，消除学习的盲目性与被动性。

2.在教学过程中，师生应紧紧围绕教学目标进行教与学的活动，排除无关刺激的干扰。

3.在教学过程结束时，以教学目标为标准进行教学检测，以可靠的数据来显示教学效果是否达到了既定的教学目标。

思考题

1.布卢姆将教学目标分为哪几个领域？

2.编制教学目标的要求有哪些？

3.教学目标对教学活动的作用是什么？

4.如何才能更好地编制护理教学目标？

第三章　护理课程

学习目标

识记：

1. 概念：课程；显性课程；隐性课程；学科课程；活动课程；必修课；选修课；课程计划；课程标准；教材；教科书；课程设置。

2. 能准确陈述编制课程计划、课程标准和教科书的基本原则。

3. 能准确陈述护理教育课程设置的基本原则。

理解：

1. 不同类型结构的护理学课程的主要特点。

2. 三种课程表现形式的基本结构。

3. 护理课程设置的一般步骤。

4. 不同课程设置模式的主要观点。

运用：

能够利用所学知识为一门课程编制课程计划。

第一节　课程概述

一、课程定义

据考证，在我国，"课程"一词最早出现在唐朝，但其含义与今天所指课程的意思相差甚远。宋代朱嘉在《朱子全书·论学》中多次提及"课程"，如"宽著期限，紧著课程"，其中"课程"一词就含有学习的安排和进程的意思。在国外，"课程"一词最早出现在英国教育家斯宾塞1859年发表的《什么知识最有价值》中，并界定为"教学内容的系统组织"。随着社会的发展和进步，人们对学校和教育、教育者和受教育者、知识和社会的看法随之发生变化，所以学者们对课程的定义不同。从总体上看，课程(curriculum)的概念可以从广义和狭义两方面理解。

广义的课程是指学生在学校获得的全部经验，它既包括了学校课程表所呈现的正式课程，也包括了能影响学生的课外活动及校园文化等。狭义的课程是指为实现各级各类学校的教育目标而规定的教学科目、活动及其目的、内容、范围、分量和进程的总和，主要体现在课程计划、课程标准和教材中。

二、护理课程

关于护理课程的概念，由于研究角度的不同及课程概念本身的多样性，学者们提出的观点也不同。1989年根据泰勒的目标模式，Bevis将课程定义为教育者所设计的用来达到特定教育目标的学习活动的总和，她还认为师生间的相互作用应该包括在课程的概念里。Nelm在此基础上将护理专业课程定义为：在教育环境中，通过教师的经历、学生的经历与护理文化历史相互作用，产生有意义的东西，释放参与者的潜能的这一教育历程。尽管护理学者们对护理课程的定义不尽相同，但他们都认为：课程和教学之间必须具备持续的、反应性的关系，才能使学习成功、达到令人满意的结果。有学者借鉴有关概念将现代护理课程定义为：为实现护理院校的教育目标而规定的教学科目、活动及其目的、内容、范围、分量和进程的总和，是促进学生发展的全部教育经验。

三、护理课程的类型和结构

1. 根据是否有明确的计划和目的，可将课程划分为显性课程和隐性课程

显性课程（official curriculum）：又称正式课程，指所有列入学校课程表内的有组织的活动，是学校以直接的、外显的方式呈现的课程，是课程结构的主体，包括学科课程和活动课程。

隐性课程（hidden curriculum）：又称隐蔽课程或潜在课程，是一种潜在的教学，是一种在学校教育环境中以间接的、潜隐的方式呈现的课程，指那些不列入课程计划，但在潜移默化中对学生的知识、信念、情感及意志等进行陶冶的学校教学内容。隐性课程主要体现在物质环境（自然风光、设施设备、建筑交通）、文化环境（校园文化、教学理念、办学宗旨）、人际环境（校规校纪、学习风气、师生关系）中。

2. 根据课程组织的中心，可将课程分为学科课程和活动课程

学科课程（subject curriculum）：又称分科课程，是以学科为中心，根据学科发展需要及学校培养目标把某一门科学的内容进行选择和排列，组织成的适应学生特定年龄阶段和发展水平的学科体系。以学科为基础的护理课程是一种较为传统的护理教育课程模式，目前仍为我国许多护理院校所采用。学科课程最大程度地保持了知识传授的系统性、连贯性、先进性和科学性；学科课程重视教材的逻辑知识，比较符合认识和教育的规律，便于学生获得系统的知识，能保证学生较好地认识客观世界；学科课程重视科学知识的传授和"教育准备生活"，有利于教学的组织、评价，有利于学生的知识储备，也有利于非物质文化遗产的保存和传递。但学科课程也有一定的局限性：分科过细，人为地划分内容进行教学，忽视各学科之间内在的整合性和知识的联系性，各学科彼此分离，造成学习内容的相互分离；强调知识体系，容易忽视学生在学习中的能动作用，忽视学生学习兴趣和已有经验对新知识的影响等，容易使学生对学习丧失兴趣。

活动课程（activity curriculum）：又称经验课程，它是一种以学生的活动为中心，围绕学生的学习兴趣和动机、能力及经验，引导学生自己开展有组织、有计划、有目的的活动的课程。活动课程有明显的优势：活动课程以学生的兴趣为出发点，有利于刺激学生学习的内在动机，发挥学生的主体作用；活动课程将学生的学习活动与社会生活紧密结合，有利于社会适应；活动课程需要学生运用已有知识和经验解决现有问题，可以促进知识及经验的重组，促

进认知发展。活动课程也有明显的局限性：以学生的活动动机为立足点，教师不能预先编写课程内容，在组织和选择教材上显得十分困难，特别是对低年级学生的教学，使课程具有很大的偶然性和随机性；活动课程夸大了学生个人直接经验，反对学习系统的分科学知识，因而阻碍了学生获得科学的、系统的、连贯的理论知识，降低了教学质量。特别是在当前科学技术突飞猛进、信息量与日俱增的情况下，活动课程更显得难以适应。

3.根据课程的专业相关性和适应性，可以将课程分为必修课程和选修课程

必修课（major required curriculum）：是指为了达到某种培养目标，学校规定学生必须修习的课程。必修课多为本专业必须掌握的基础知识，护理专业课程中的必修课通常包括护理学基础、健康评估、内外科护理及各临床护理课程等。

选修课（elective curriculum）：选修课是在完成必修课学习的前提下，学校提供的学生在一定范围内自己选择修习的课程。选修课又分为限制性选修课（major elective courses）和非限制性选修课（free elective courses）。前者指学生必须在指定的几门选修课中选修一门或若干门课程，多和本专业有一定相关性，后者则是学生可以根据自己的兴趣自由选修的课程，多与本专业无直接相关性。

4.根据课程的授课形式，可将课程分为理论课程和实践课程

大部分护理学课程既有很强的理论性也有很强的实践性。只有《护理学导论》可以列为纯理论课程，其余大部分护理课程均包括理论和实践两个方面，在理论授课之后或者与理论授课同时需要进行课程实践，即在学习理论课程的过程中会穿插相应的实践学习内容，包括实验课、操作练习、临床见习等。

四、护理课程的功能

1.是学校实现护理人才培养目标的保证

护理院校的培养目标是根据国家总的教育目的，结合本专业需求及学校的培养层次而确定的。学生必须通过相关课程的学习，才能获得达到培养目标所必需的知识、技能和能力。

2.是教师开展护理教学活动的基本依据

课程包括课程计划、课程标准和教材，是实施教学的方案，也是影响教学活动的重要因素。对护理教师来说，护理课程是其设计和实施教学活动的依据。

3.对护理学生的学习活动及专业发展起决定作用

教学是借助课程才构成的教与学相互作用的过程。对护理学生来说，课程是学生学习的进程安排、学习的导向和知识的主要来源。学生通过护理课程学习来获取专业知识、发展技能，形成一定的价值观。

4.是护理教学评价的主要依据和标准

教学质量的评估最主要的指标是学生的学业成绩，而学生学业成绩的测评依据主要是其所修习的课程，课程的既定教学目标体现在学业测评的各个环节中，因此护理课程是护理教学评价的主要依据和标准。

第二节 课程的表现形式

课程是为实现各级各类学校的教育目标而规定的教学科目、活动及其目的、内容、范围、

分量和进程的总和,是促进学生发展的全部教育性经验。它的主要表现形式是课程计划、课程标准和教材。

一、课程计划

(一)护理课程计划的概念

课程计划(instructional program),又称教学计划或课程方案,是学校课程设置的总体安排,是对学校教育的培养目标、修业年限及学位授予、课程设置及主要教学形式、学时(学分)分配、时序安排及主要教学活动等方面的规定,是学校开展教学工作及组织教学活动的指导和依据。

护理课程计划是指护理院校根据护理专业的培养需求制定的护理专业课程方案,它既体现了护理人才的培养规格,又反映了护理专业的特点和护理教学的规律。

(二)护理课程计划

护理学课程计划的基本结构包括:指导思想、专业培养目标和业务培养需求、修业年限及学位授予、课程设置及主要教学形式、学时及学分分配、主要教学活动及时序安排等。

1. 指导思想

指导思想是指对本专业的总体培养目标和制定课程计划的依据、设置本专业的目的和意义的说明。指导思想应言简意赅并具有高度的概括性。

2. 专业培养目标和培养要求

专业培养目标说明所培养的护理学专业人才在专业上可以从事的工作领域及达到的程度。培养要求是指达到专业培养目标后应具有的知识和能力。要求明确,内容具体,具有可操作性。

3. 修业年限(或称学制)及学位授予

修业年限是指学生在校学习的持续时间,又称学制。修业年限与学生的入学水平和规定达到的学历规格密切相关。学位授予是对学生修业年限内学习结果的认可和颁发的证明凭据。所以该项内容应包括:①学生的入学程度;②修业的年限;③达到的学历规格;④授予的学位类型。按照规定的学制达到课程计划规定的课程及其他教学活动的全部要求的学生,可被授予相应的学位。

4. 课程设置

课程设置是根据专业培养目标和业务培养要求而规定的课程门类,包括课程名称和学时分配。课程设置是课程计划的核心内容。

5. 教学安排和学时分配

教学安排和学时分配是对学生在修业年限内所有教学活动项目的总体设计和各种教学活动项目的时间规定。它包括以下主要内容:学生在校学习的总的时间安排和学年、学期、每周学时安排,以及学年、学期划分;各种主要教学活动项目安排和时间规定,如临床实习、毕业论文、社会实践、运动会和军事训练等。

6. 成绩考核

课程设计中的成绩考核主要对课程设置的考核范围和方法作原则性规定。包括:①考试、考查的课程；②毕业考试的内容及方式等，如理论考试、综合能力测试、论文答辩等。

7.教学进程表

教学进程表是将开设的课程根据教学总体安排和时间分配以表格的形式进行设计，形成合理的课程结构。

（三）护理学课程计划的编制原则

1.符合国家教育方针和护理学专业培养目标

根据《国家中长期教育改革和发展规划纲要（2010—2020）》确立的教育方针"优先发展、育人为本、改革创新、促进公平、提高质量"，结合护理学专业特点和培养目标制定护理学专业各层次课程计划。在编制护理学课程计划时，应重视学生专业学习，强健其体魄，培养护理学生良好的思想品德和职业道德；遵循理论和实践相结合的原则；恰当安排学习活动；体现护理专业性及实用性的原则。

2.必须符合科学技术发展和社会进步对护理人才的需求

要培养适应现代科技发展和社会需要的护理人才就要求不断更新课程设置，在课程计划和教学内容中及时地反映新理论、新技术、新成果，增设综合课程、交叉课程和边缘课程，这才有利于创新型人才的培养，并适应学科高度分化、高度综合的发展趋势。

3.保证教学内容的系统性和完整性

护理学课程计划应当要注意各门课程之间的纵向顺序和横向联系，构成一个具有内在联系的有机整体。适当调整课程顺序，体现循序渐进的原则，注重各门课程的有机衔接、互相配合，各学科课程的设置既要完成其特殊教学任务，也要发挥其整体效应。

4.合理安排课程数量及学时

在编制课程计划时，应该合理安排每学期课程的门数和教学的课时数，以及各种教学形式所占的比例，以保证完成教学任务和学生的学习效果。合理地安排周学时，是确保学生适量学习的重要途径，一周学时过多可能会影响学生学习的深度，并且造成学生学习负担过重，所以一般每周安排22～26学时，课时较多的课程，可跨学期安排。每门课程的教学课时数，应根据该课程对实现专业培养目标的意义、课程内容的分量、难易程度和教学法的特点等综合考虑、合理分配。

5.课程计划既要具有统一性、稳定性，也要有一定的灵活性

护理学课程计划是护理教学工作的指导性文件，其基本内容具有统一性，才能保证人才培养的质量规格，如必修课的设置比例、各教学环节的配置比例、教学工作与其他教育活动的安排比例等，都应统一结构。确定课程计划以后，不能随意变动，应坚决执行，并保持一定的稳定期。课程计划一般要经过一定的教学时间后，才能总结经验和存在的问题，并据此进行修改。但课程计划也要有一定的灵活性，各个护理院校地理文化背景不同、硬件设备和软件配备不可能完全相同，在保证教学质量的前提下，课程计划可根据各校实际情况进行适当调整。因此，课程计划不仅要具有统一性和稳定性，还要兼顾一定的灵活性。

二、课程标准

(一)护理学课程标准的概念

课程标准(syllabus)又称教学大纲,是指依据培养目标和课程计划,在一定课程理论指导下,以纲要形式编制的关于一门课程教学内容及要达到的要求、教学实施建议以及课程资源开发方面的指导性文件。

(二)护理学课程标准的结构

护理学课程标准一般包括前言、课程目标、内容标准、实施建议和附录等部分。

1. 前言

前言部分是对课程标准的设计思路和整体框架的详细说明,用以定性描述课程的性质、价值与功能,阐述课程的基本理念。

2. 课程目标

分为课程总体目标和分类目标,用以明确各门课程在知识与技能、过程与方法、情感态度与价值观等方面各自的特点及共同之处;目标描述主要按结果性目标和体验性目标进行,结果性目标主要描述对"知识与技能"的要求,而体验性目标则主要描述"过程与方法""情感态度与价值观"等目标领域的要求。

3. 内容标准

设置内容标准的目的是将课程目标具体化,内容标准将课程目标按照学习领域、主题或目标要素进行分类,阐述学生在不同阶段应实现的具体学习目标。内容标准的陈述以学生为出发点,对学生的学习结果,用清晰的、易理解的、可操作的行为动词,从知识技能、过程方法、情感态度与价值观等方面进行描述。

4. 实施建议

针对课程标准的实际运用和课程实施的各个环节,提供教与学的建议、教材编写建议、评价建议、课程资源开发与利用建议等。

5. 附录

附录部分则列举了各种教学参考书和资料,以及其他教学资源等。

(三)护理学课程标准的编制原则

1. 符合课程计划的要求

编制课程标准首先要明确本门课程在整个课程计划中的地位、作用,规定本门课程的基本教学任务的要求。在选择教学内容上要符合专业培养目标的需要。其次必须保证学科知识体系自身基本的系统性和完整性。

2. 体现素质教育的理念

课程标准不仅对学生的认知发展水平提出要求,而且对学生的学习过程与方法、情感态度与价值观的发展也提出目标,编制护理学课程标准时护理教师应研究本学科的发展水平和结构、体系,确定本学科的基础知识和基本技能以及有关的思想价值观念、情感态度等。

3. 贯彻理论联系实际的原则

探求学科理论联系实际的基本途径和最佳方式，确定有效的教学原则和教学方法。

4. 强调学习的过程与方法

课程标准要结合学科的特点，研究与本学科有关的学生学习活动方式，把教与学辩证地统一起来。

5. 提出有利于学生发展的评价建议

课程标准要提出评价建议，评价方法不仅考查学生对知识的掌握，而且重视学生的学习过程和体验。

课程标准是教师教学工作的主要依据，也是学生学习的指导性文件。教师必须认真地钻研课程标准，保证课程的基本规格和教学质量，并适当地补充学科新成果。学生在学习时，也可以以课程标准为指导，更主动地学习，掌握本课程的基本要求，保证学习质量。

三、教材

(一)教材的概念

教材(subject material)是使学生掌握各种科学概念、原理和法则等所必需的事实、现象和素材，是学生发展的媒介。包括教科书、讲义、补充材料、实验指导、实习指导及视听教材等。

教科书(textbook)即课本，是根据课程标准和学生的接受能力，为师生教学应用而编制的教学用书，是教材的主体。教科书的基本结构是由目录、正文、作业、实验、图表、附录、索引和注释等组成，正文是教科书的主体部分，按篇、章、节进行内容编排。

(二)护理学教科书的编写原则

编写教科书除了要遵守课程标准的编制原则，还应遵循以下原则：

1. 内容上达到科学性、思想性和实践性的统一

编写教科书应以课程标准为依据，体现课程标准的科学性、思想性和实践性原则。教科书的内容必须由科学的、可靠的、经得起检验的知识构成。

2. 编排上做到知识体系的逻辑性和教学法要求的统一

编排教科书应注意其内容与其他教科书的相互关系，注意知识的相互衔接和配合，避免不必要的重复。同时要注意教科书应该服务于以学生为主体的学习，体现教与学的一致性。

3. 形式上有助于学生学习

教科书的编排形式应充分考虑学生的兴趣和可接受性，教科书的整体设计应工整简洁、文字阐述精确简短、图表设置要与文字相配合，做到起点适当、重点突出、难点分散。

第三节　护理学课程设置的模式与原则

一、课程设置的概念

课程设置(curriculum development)，是探讨课程内容、编制课程方案的过程，既有课程开

发、规划、设计之意，也有课程实施、评价的含义。

护理课程是为实现护理教育目标而选择的教育内容的总和，不仅包括有计划和组织的具体教学科目，还包括与教育系统相关的所有教育活动，这些内容和活动的有机结合也就构成了护理课程体系。护理课程体系是开放和不断发展与完善的动态体系，在保持相对稳定的同时，应该根据社会需要不断地调整、更新和完善，从而使课程满足培养现代化社会需要的护理人才的要求。

二、护理学课程设置的模式

根据对课程定义的不同理解及所信仰的不同教育思想，教育家们发展了多种课程编制的程序和模式。

（一）系统模式

一般系统论通常把系统定义为由若干相互联系、相互作用的要素以一定结构形式联结构成的具有某种功能的有机整体。根据系统是否与环境相互作用，可分为开放系统和闭合系统。闭合系统是指不与周围环境进行物质、能量和信息交换的系统，闭合是相对的、暂时的。开放系统是与周围环境不断进行物质、能量和信息交换，来改变自己以达到其目标的系统。开放系统通过输入、输出和反馈与环境保持协调平衡并维持自身稳定。课程的系统模式是将课程编制视为一个开放系统，系统输入的是学校的教育理念、教学观念，输出的是与其相关的课程，包括教学计划、教学大纲、教材和教学活动等，反馈的过程是判断输出与原先设定的输入是否一致，并进行调整。由于社会的教育理念和相关知识会随着社会的进步不断发展，因此课程设置处于一个开放、循环反复的状态中。

（二）行为目标模式

拉尔夫·泰勒(Ralph Tyler)是美国当代最负盛名的课程理论家和评价专家，被誉为课程编制模式的行为目标之父。他所提出的泰勒原理研究的范式是课程编制史上的里程碑。

泰勒课程设置行为目标模式包括由目标、内容、方法和评价四个主要方面：

1. 目标

泰勒认为课程设置的首要任务就是确定所要达到的教育目标，教育目标的确定可以保证教学活动按计划向预期的目标前进，是组织教学内容和确定教学方法的前提和依据，是评价教育结果的标准。教育目标是指教师所期望的学生变化，泰勒认为教育目标的确定应来源于对学生的研究、来源于对社会需求的研究、来源于学科专家的建议。教育目标确定前应比较学生知识水平、逻辑思维能力和分析判断能力等与理想的常规水平之间存在的差距，了解社会的需求并充分考虑学科专家的相关建议。据此可以得到数量较多的教育目标，泰勒指出需要对这些目标进行筛选，去掉不重要的和相互矛盾的目标。筛选的标准有两个。第一个是符合最基本的社会价值观；第二个是教育目标应当是根据学习心理学可能达到的，使教育目标具有相关性、明确性、可测量性和可行性。

2. 内容

行为目标模式的第二步是选择课程，泰勒针对课程的选择制定了 5 条原则：①必须具有使学生有机会实践教育目标所包含的行为的经验；②必须让学生在实践那些行为后能获得满足感；③是学生力所能及的；④有许多课程可以达到同样的教育目标；⑤同样的课程可产生多种结果。有助于达到教育目标的学习经验必备4个特征：①培养思维技能；②有助于获得信息；③有助于形成社会态度；④有助于培养兴趣。

3. 组织

行为目标模式的第三步是有效地组织教育经验。泰勒提出组织学习经验要具有连续性、顺序性和整合性：①连续性指直线式的重申主要的课程要素；②顺序性是指后继经验建立在前面经验的基础上，同时对有关内容作更深入、广泛的探讨；③整合性是指课程经验的横向关系，通过对这些经验的组织，帮助学生把自己的行为与所学习的课程要素整合起来。

4. 评价

评价是指对课程的效果的判断。泰勒认为评价就是检查课程的实际效果与预期的教育目标之间的差距。他认为在教育方案实施前期和教育方案实施后期都应该对学生的行为进行评估。泰勒认为完整的评价程序包括4个步骤：①确立评价目标；②建立评价情境；③设计评价手段；④得出评价结果。

(三) 过程模式

英国教育家斯腾豪斯(D. Stein House)认为课程编制的主要任务就是要选择有价值的知识和活动。斯腾豪斯的过程模式强调学习的经历及教育的过程，认为如果选择的知识和活动是真正合理的，那么课程也就自然是有质量的。

斯腾豪斯提出了12条鉴别知识和活动是否具有价值的标准：①允许学生在活动中作出自己的选择，并对选择所带来的结果作出反思；②在学习情境中允许学生充当主动而非被动角色；③要求学生探究某个观念、问题；④涉及有具体实物的教具；⑤处于不同能力水平的学生都能成功地完成；⑥能提供新的情景供解决问题；⑦能唤起人们去反思一般人不去思考的问题；⑧能激励学生和教师共同参与"冒险"(非生命之险)；⑨能激发学生去修正、完善他们已有的计划或已开始的尝试；⑩能使学生应用和掌握有意义的规则、标准；⑪能提供机会让学生分享经验；⑫与学生表达的目的密切相关。

(四) 环境模式

英国学者斯基尔贝克(M. Skilbeck)倡导的环境模式是一种灵活的、适应性很强的课程编制模式。它不是目标模式和过程模式以外的第三种模式，而是一种相对综合的结构模式。这种结构随学校环境的不同而采取不同的对策，根据所设计的课程的不同方面，选择性采取"过程模式"或"目标模式"。

环境模式由5个部分组成：①分析环境，即考察和分析学校的环境以及其中相互作用的各种因素；②表达目标，根据对环境的分析结果确定拟作出的改变；③制订方案，包括选择学习材料、安排教学活动、调配教师，以及选择合适的补充材料和教学手段；④阐明和实施，就是使新方案在实施前就把尽可能多的实际问题暴露出来，并在实施的过程中逐一解决；⑤检查、评价、反馈和改进，以确定课程的有效性。

三、护理学课程设置的原则

1.法规依据原则

即课程编制要严格遵守国家的教育法律法规，符合国家颁布的课程标准和要求。

2.社会发展原则

社会经济、文化和科学技术的发展一方面对课程的发展提出了新的要求，同时也为学校课程的更新与发展提供了可能和条件。学校教育的最终目的是培养社会要求的人才，个人价值、学校目标必须与社会发展要求和谐统一，所设置的课程要符合社会发展要求。

3.全面性原则

即要涵盖一切与课程相关的因素。课程计划和课程内容所涉及的范围、深度、难度符合教学目标的要求，使学生在知识、智力、技能、兴趣和态度等诸多方面获得发展。

4.连贯性原则

即构成课程的要素要符合学科的逻辑顺序和学生认知的心理过程。课程要素在横向、纵向上有一定的关联。前面所学的课程必须为后面的课程奠定基础，各个课程要在教学时间上保持适当的比例。

5.可行性原则

即课程能按计划实施并有效。如现任教师能否实施所设置的课程，学生是否具备接受能力，时间上是否充裕，财力上是否有足够的支持等。

第四节　护理课程设置的步骤

一、课程设置指导

此阶段的主要目标是明确课程编制的任务，为整个课程设置过程提供明确的方向，是课程形成的保障。这一阶段的核心工作是通过全面细致地收集资料及查阅参考文献，以确定课程编制的理念、理论、概念及知识的具体内容，为以后各阶段提供指导。它包括四个方面的内容：

1.明确护理教育理念

理念(philosophy)是人的价值观及信念的组合，它以原则的形式左右及指引个人的思维方式及行为举止，协助个人判断是非，决定事物的价值。团体理念在西方发达国家的机构中普遍应用，如学校、医院、企业等都有其各自的企业或组织理念，国内一些医院也开始探讨其护理理念。

2.统一术语

参与课程编制的人员应经过认真讨论，最终在有关问题上达成一致，统一课程编制所采用的术语，以防产生混乱现象。

3.确定培养目标

培养目标为课程编制提供了具体指导。护理教育的培养目标是根据国家的教育方针和卫生工作方针的要求，规定护理学生通过一定期限的学习活动，在思想道德、知识、能力和身心素质发展等方面要达到的预期结果。

4.选择课程编制的框架

在明确了教育理念及培养目标后，应根据不同的课程观及课程编制模式选择不同的编制框架，为下一个阶段形成课程体系奠定基础。

二、课程规划

课程规划就是课程工作者根据教育目标、培养目标制定课程目标、设计课程方案、制定课程标准和编写教材的过程。

（一）制定课程计划

首先课程编制者要认真学习和研究我国的教育目标和各级各类学校的培养目标，据此制定出课程计划。课程计划主要由课程编制的指导思想、培养目标、课程设置及说明、课时安排、课程开设顺序和时间分配、考试考查制度和实施要求等部分构成。在我国当前全面推进素质教育的时代背景下，在指导思想上，要以学生的创新精神和实践能力的培养为根本目标，增强课程设置的灵活性，把过程与结果考评结合起来，给学生更多的时间和空间，让他们自主地参与学习。

（二）制定课程大纲

制定课程标准是课程规划阶段的重要工作，课程标准又称教学大纲，是单科课程的总体规划。它既是教师教学的指南，也是编写教科书、测量和评价学科教学质量的基本标准。教师必须认真地钻研课程标准，保证课程的基本规格和教学质量，并适当地补充学科新成果。学生在学习时，也可以以课程标准为指导，更好地主动学习，掌握本课程的基本要求，保证学习质量。

（三）编写教材

教材是使学生掌握各种科学概念、原理和法则等所必需的事实、现象和素材，是学生发展的媒介。教材编写的好坏直接影响到师生的使用和学生的发展水平。因此教材编写必须坚持科学性和思想性的统一，科学性使教材中的知识具有真理性，思想性保证教材对学生有良好的道德教育和思想政治教育价值；坚持趣味性与启发性的统一，趣味性有助于学生主动学习，启发性有助于学生创造性精神的培养；坚持统一性与多样性的统一，统一性可使教材有基本的质量保证以及各种配套材料，多样性是要求教材类型、教材编写形式多样化，适合不同学科、不同教学内容、不同学生的使用。

三、课程实施

课程实施是将课程规划阶段制定出的课程计划、课程标准、教材加以运用，实现课程目标的过程，也就是根据选定的课程计划、课程标准，确定教材，把课程中蕴涵的知识、态度、技能等传递给学生。课程实施包含3个方面的内容：①课程内容说明；②教学方法及学习实践；③保证学习的有效性。

在这个过程中，教育管理者、教师、学生等都是重要的影响因素。在课程实施过程中，教师要根据教学目标，合理选择和组织教学内容，结合学生背景以及学校教学资源选择合适的教学方法，充分利用现代化信息技术，组织教学活动，实施教学，为学生潜能的发挥创造宽松的环境，促进学生个性的全面发展。

四、课程评价

评价是课程编制的最后阶段，主要是对课程计划完成程度进行分析，衡量学生是否最终达到了教育目标。课程评价的作用主要有诊断和修正课程，比较各种课程的相对价值，预测教育的需求，确定课程目标达到的程度等。通过评价，为教育决策和设计者提供信息，以便进一步改进课程内容。评价的内容主要涉及课程计划、课程目标与课程结构、教材、学习目标以及教学成果等方面。

课程评价有目标评价模式、差距评价模式、外观评价模式、教育决策模式等多种，目前使用较为普遍的是由斯塔弗尔比姆（Stufflebeam，1983）提出的"教育决策模式"，包括背景评价、输入评价、过程评价及结果评价4个部分。

1. 背景评价

主要是根据社会需要对课程计划实施机构的背景进行评价，包括机构的使命与目的、机构的教育宗旨、机构的教学设施、机构的内在和外在环境、学生的特点与需要等。通过背景评价的信息，可以判断课程目标本身的科学性和合理性。

2. 输入评价

课程的输入评估包括对实施课程所需的资源、学生及学生支持系统、课程计划及组织的判断。这些评估内容将帮助课程决策者结合学习的各方面的实际条件，选择具有最大可能达到课程目标的手段。

3. 过程评价

过程评价是对课程实施过程的实际描述，从而确定课程计划或实施中存在的问题，并对改进和提高课程计划提供反馈信息，其范围主要涉及对课程实施的具体步骤、教学法、学生学习活动的评价。

4. 结果评价

是要对课程实施后与课程目标之间差距的评价，是一种目标对照的评价，为改进课程计划提供了依据，可通过测量、解释等方法实施。

思考题

1. 请解释以下概念的含义。

课程 必修课 显性课程 选修课 课程计划 隐性课程 教材 课程设置 教科书 学科课程 课程标准 活动课程

2. 简述编制课程计划的基本原则。

3. 简述编制课程标准的基本原则。

4. 简述编制教科书的基本原则。

5. 简述课程编制的一般步骤。

6. 根据课程设置的基本原则，进行小组讨论，试完成一份护理学相关课程计划。

第四章　护理教学的理论基础

学习目标

识记：

1.概念：教学；学习；学习理论；准备律；练习律；效果律；消退律；泛化律；正强化；负强化；连续强化；间歇强化；接受学习；发现学习；机械学习；有意义学习；同化；下位学习；上位学习；并列结合学习；感觉登记；动机；学习动机；自我效能；目标定向；掌握目标定向；表现目标定向。

2.能阐述各学习理论的代表人物及其主要观点。

3.能复述各学习理论表述的学习的一般规律。

理解：

1.学习理论探究的主要内容。

2.学习理论在护理教育中的意义。

运用：

各理论在护理教育中的应用。

第一节　概述

一、教学与学习

(一)教学的概念

教学(teaching)是一种由以教师为主导的"教"和以学生为主体的"学"组成的教与学统一的双边活动。在教学过程中教师按照社会的需求、不同层次的教育目的和教学任务，有目的、有计划、有组织地以多种教育形式向学生传授知识、技能，使学生的智力、体能、道德品质等各方面得到全面发展并形成独立的世界观。我国教育的基本任务是：向学生传授一定的文化科学技术知识，使学生掌握一定的知识与技能，发展学生的体力与智力，提高学生的思想道德品质，教育学生成为社会主义事业的建设者和接班人。

护理教学(nursing teaching)是在护理教育目的和培养目标规范指导下，以课程内容、教学手段为中介的师生双方教和学的共同活动。护理教学的任务是通过有计划、有步骤的教学，引导学生掌握系统的护理知识、技术，发展能力、体力和个性，逐步形成科学的世界观、人生观、价值观和专业道德素养。

（二）学习的概念

学习（learning）有广义与狭义之分。广义的学习是指人和动物在生活中获得个体的行为经验以及行为变化的过程。狭义的学习，主要指人类的学习，其中包括人类的一般学习和学生的学习。人类的一般学习是指人在社会生活实践中，以语言为中介，自觉、积极主动地掌握社会的和个体的经验的过程，而学生的学习是指在教育情境中和教师指导下，主要凭借掌握间接经验而产生的比较持久的能力或倾向的变化过程。

心理学家一般将学习定义为个体后天与环境接触，获得经验而产生行为变化的过程。在教育情境中的学习，是在教育目标的指引下，学习者获得经验而产生行为变化的过程。有关学习带来的变化，可以从学习前到学习后的差异测量中得到。这种变化过程就是学习过程，主要包括知识的学习、动作技能的学习、社会规范的学习等方面。

二、学习理论

（一）学习理论的定义

理论（theory）是指人们对其所认识到的事物的本质和内在规律的说明和解释。学习理论（learning theory）是说明人和动物学习的性质、过程和影响学习的因素的各种学说，可以指导人类的学习，特别是指导学生学习和教师教学。学习的实质、心理机制、外在影响因素、内在动机以及方法是学习理论主要探究的问题，不同派别的学习理论对以上问题作出不同的解释，在教学中有不同的应用价值。

（二）学习理论探究的主要内容

学习理论主要探究以下 3 个方面的内容：①学习的实质，包括学习的概念、功能、意义及动机，即探究学习者通过学习发生的变化以及变化的实质是由于外部行为操作还是内部心理结构；②学习的过程，包括学习的方法、机制，探究如何达到预期学习结果、实现学习目的；③学习的规律和条件，即探究学习的一般影响因素、促进学习的学习方法和教学方法。

（三）学习理论在护理教育中的意义

学习理论有助于认识学习问题和解释学习现象，学习理论阐述了学习的本质及过程，这些基本理论，可以加深我们对学习的认识，了解教学活动与学生学习之间的关系，帮助教师组织教学活动。学习理论是教育学的分支学科，阐述了教学工作的哲学思维方法，可以指导教学实践，贯穿于护理教育课程设置、教学模式、教学策略、教学管理等各个环节。学习理论不仅是教育研究及教学实践的理论基础，也是教学改革的实践指导。

第二节　行为主义心理学的学习理论

行为主义心理学产生于 20 世纪初，是现代心理学的主要流派之一，行为主义学习理论主要的观点是：学习的过程是包括动物和人类在内的有机体建立"刺激—反应"联结的过程。不同派别的行为主义学习理论对学习的解释并不完全相同，本节主要介绍行为主义心理学代表人物桑代克、巴甫洛夫与华生、斯金纳的主要学说。

一、桑代克试误学习理论

桑代克（Edward L. Thorndike）是美国著名教育心理学家，他通过"猫的迷箱实验"等动物实验提出了学习就是"刺激—反应"的联结、学习的过程是一种"尝试—错误"的过程的观点，即试误学习理论。

（一）动物实验基础

桑代克是最早通过观察及研究各种动物的学习行为来探究学习理论的心理学家，他最出名的动物实验是"猫的迷箱实验"。该实验的实验对象是一只饥饿状态的猫，实验工具是一种被称为"桑代克迷箱"的笼子，该笼子内设有能开启门闩的踏板。把食物放在笼子外面猫够不着的地方，反复把同一只饥饿的猫放入笼子里，观察记录猫在笼子里的行为及其打开门闩逃出笼子的时间。开始猫尝试用爪子够食物，但是尝试失败，然后猫开始乱跑、乱跳、乱抓、乱咬，直至无意间碰到踏板打开门闩逃出笼子，并且随着实验次数的增加，猫的乱跑、乱跳、乱抓、乱咬等错误尝试逐渐减少，逃出笼子的时间逐渐缩短，到最后把猫放入笼子里它就能直接踩到踏板逃出笼子。因此桑代克认为，动物的学习过程是一种不断尝试错误的过程。

（二）桑代克试误学习理论的基本观点

通过动物实验桑代克提出了关于学习的联结说（又称试误说）：学习是通过尝试错误、不断地修正行为形成的结果，学习的实质是通过渐进的"试误"建立刺激—反应联结的过程。

桑代克认为通过试误建立刺激—反应联结需要遵循准备律、练习律、效果律三大法则：

1. 准备律（law of readiness）

在"猫的迷箱实验"中猫只有处于饥饿状态才会发生逃出迷箱的"学习"，所以桑代克认为在学习的开始学习者需要一定的预备定势，可以分为3种情况：①学习者有准备时，给予行动则产生满足感，那么同样的刺激情景就容易形成同样的反应，有利于某种刺激—反应联结的形成；② 学习者有准备时，不让其行动则产生苦恼；③学习者无准备时，强迫其行动则产生苦恼。

2. 练习律（law of exercise）

指刺激—反应联结的强度取决于练习次数的多少，即应用律（law of use）和失用律（law of disuse）。应用律：一个已经形成的刺激—反应联结，使用的频率越高则其联结力量越强。失用律：一个已经形成的刺激—反应联结，使用的频率降低或不加以应用则其联结力会减弱或者消失。所以"业精于勤荒于嬉"就是对练习律的说明。

3. 效果律（law of effect）

指刺激—反应联结受到反应结果的影响。这个定律强调个体对反应结果的感受将决定个体学习的效果。如果反应结果是满意的、赞赏性的，联结就会增强，如果反应的结果是不满意的、惩罚性的，联结力就会减弱。

（三）桑代克试误学习理论在护理教育中的应用

桑代克关于学习的三个主要学习律，对护理教学尤其是护理操作技能教学具有指导性意义。

1. 准备律的应用

教师应认真做好教学准备工作，课前应充分了解学生身心准备状态及文化背景等实际情况，除了强调学习内容的重要性以激发并强化学生的学习动机、唤起学生学习的自主性外，教师还应认真钻研教材、精心设计教学过程中的每一个环节以吸引学生注意力、激发学生学习动机。学生则应在课前预习即将学习的新知识，发现问题、了解重点，在教师指导下收集相关的学习资料，在最佳的状态下接受学习。

2. 练习律的应用

护理是一门临床实践要求很高的应用学科，为满足临床护理需求，护生应在教师的指导下完成各项基础护理及专科护理技能的学习，并通过练习以达到熟练的要求。护理操作技能仅靠课堂学习、观摩示教、单次练习，很难形成牢固的记忆，需要通过反复的练习，才能熟记整体流程。此外，学生练习时需要安排好指导教师或结伴练习以及时纠正错误操作，在不断的"试误"与纠正的过程中提高学习效果。

3. 效果律的应用

教师应在学生操作学习中为学生创造展示自我的机会，发现其优点，及时给予点头微笑或赞许的眼神，在学生进行练习后给予积极反馈，及时给予表扬和鼓励，使学生感到满足，从而提高学习兴趣，增强学习联结力。

二、经典条件反射学习理论

美国著名心理学家华生（Waston）将俄国生理学家巴甫洛夫（Pavlov）的经典条件反射理论用来解释个体的学习，发展创立了经典条件反射学习理论。

（一）动物实验基础

巴甫洛夫经典条件反射实验：切开狗的唾液腺并引流至可测量的体外装置中，给狗不同的刺激包括呈现食物、铃声、在铃声后给予食物，观察测量狗唾液分泌的情况。在实验过程中巴甫洛夫发现只给食物也能引起唾液的分泌，巴甫洛夫把这类刺激称为无条件刺激，所引起的反应称为无条件反射。只给铃声时，狗并不会分泌唾液，但将铃声与食物配对呈现多次后，单独给铃声也能引起狗的唾液分泌。巴甫洛夫把铃响这一刺激称条件刺激，而由铃响引起的分泌唾液的反应叫做条件反射。

华生"恐惧形成"实验：突然发生的巨响会引起人类的非条件反射（恐惧），婴幼儿突然听到巨响会被吓哭。华生让幼儿艾伯特（Albert）接触兔子，Albert 不表现出恐惧；在 Albert 接触兔子时制造巨响，Albert 被吓哭；只要接触兔子就制造巨响，Albert 被吓哭；后来只有兔子出现时 Albert 还是会被吓哭；到最后 Albert 对所有长毛的东西都表现出恐惧。

（二）条件反射学习理论的基本观点

巴甫洛夫和华生都认为，学习的结果是使有机体形成"刺激—反应"的联结。根据"恐惧形成"实验华生提出了经典条件反射学习理论。

尽管巴甫洛夫本人没有概括出学习律，但是他关于条件反射的实验研究是非常系统的，本身包含了许多重要学习规律：

1. 习得律（acquisition）

指条件刺激和无条件刺激配对呈现，可建立条件反射。

2. 消退律（extinction）

指已经形成的条件反射，经过长时间的多次重复条件刺激而不伴随无条件刺激，条件反射就逐渐减弱以致消失，这就是条件反射的消退。条件反射的消失并非永久性的，只是一种习惯的钝化，过了一段时间后，当条件刺激又重新单独出现时，条件反射又会自发恢复（spontaneous recovery）了。但这种自发恢复是不完全的，不可能达到原来的强度。而当几次自发恢复没有得到无条件刺激的强化时，条件反射才会真正的消失。

3. 泛化律（generalization）

条件反射一旦建立，其他与条件刺激类似的刺激也可引发条件反射。新刺激与原条件刺激越相似，引发条件反射的可能性越大，发生条件反射的强度也越高。

4. 分化律（discrimination）

指提供辨别学习后，有机体可选择对某些强化刺激作出反应，对其他近似刺激不作出反应。

华生经典条件反射学习理论认为学习是通过经典条件反射建立刺激—反应联结的过程，刺激与反应联结的形成遵循频因律和近因律：①频因律，练习的频率在习惯中起重要作用，在其他条件相同的情况下，某种行为练习得越多，习惯形成得就越迅速；②近因律，当反应频繁发生时，最新近的反应比较早的反应更容易得到强化。

（三）条件反射学习理论在护理教育中的应用

应用经典条件反射原理，护理教师可以促进学生的正面情绪反应，形成积极的学习行为。此外，还可以帮助学生消除某些已经形成的有碍于学习的消极条件反射，避免负面情绪的形成。消退律可用来矫正学生的偏差行为。例如，学生因学习成绩差，刻意扰乱教室秩序借以引起教师的注意，如果教师当众予以批评和指责，很可能对其偏差行为会产生强化作用；但若教师不予理会，或是借机夸奖其邻座的学生，其偏差行为会发生削弱作用；久而久之，学生的偏差行为将因得不到强化而终于自动消失。泛化律则可以用于提高学生学习的意愿，如对《基础护理学》不感兴趣的学生，可以通过讲述贴近学生生活的例子来让学生感觉到学科知识对自身的帮助，与学生建立良好的师生关系，学生就可能会因为喜欢该教师讲课的方法和氛围而喜欢上这门课。

三、斯金纳操作性条件反射学习理论

斯金纳是后期行为主义对心理学学科发展最具有影响力的心理学家，他坚持了科学、客观、控制的行为主义传统，继承了刺激—反应的学习观，提出了操作性条件反射学习理论。

（一）动物实验基础

操作条件作用于学习实验的实验对象是饥饿状态下的白鼠；实验装置是斯金纳设计的

"斯金纳箱"，箱内装有一操作杆，连接着提供食丸的装置和记录按压次数及时间的系统，按压操作杆供食装置会自动落下一粒食丸；把白鼠放于箱内，经过几次尝试，白鼠学会按压操作杆以获得食物，按压操作杆变成了取得食物的手段或者工具。

(二)斯金纳操作性条件反射学习理论的基本观点

斯金纳认为个体行为可以分为两类：应答性行为和操作性行为。应答性行为是先行刺激所引发的机体的被动反应，具有不随意性，如被针刺时的缩手反应。操作性行为是有机体对环境主动发出的反应，如白鼠的按压动作。

斯金纳认为学习的结果是使有机体形成刺激—反应的联结，学习的过程即操作性条件反射形成的过程，也就是反应—强化的过程。强化是增强反应概率的手段，不同的强化类型和强化程序可影响行为的学习。

1. 强化类型

斯金纳将强化分为正强化和负强化两种类型，正强化(positive reinforcement，又称积极强化)是通过某种刺激增强反应概率，即某种行为发生后，给予奖赏性的积极的刺激，就能增进该行为重现的概率。负强化(negative reinforcement，又称消极强化)则是通过终止某种刺激来增强反应概率，即在某种行为发生以后，如果可以避免其相反行为所带来的结果就能增进该行为的重现率，所谓"反面教材"说的就是这个道理。

2. 强化模式(强化程序)

根据强化刺激给予的时机可以分为两种模式，连续强化(continuous reinforcement)指在每次正确反应后都给予相应的强化，连续强化在教学习者新的反应时最有效，但这种强化容易消退；间歇强化(partial reinforcement)又称为部分强化，指强化物不是持续给予，而是选择一部分学习者正确反应后提供，另一部分则不提供。

(三)斯金纳操作性条件反射学习理论在护理教育中的应用

在护理教育中，不同的学生对各种强化物反应不同，应注意强化类型及强化程序的灵活应用：

1. 强化类型的应用

主要运用于对学生行为的塑造与矫正，对不同的学生应提供不同的强化。对行为良好的学生教师应及时给予点头、微笑或表扬等正性强化，以促进该行为的保持，对课堂纪律稍差的学生，教师可以以学生能接受的方法对其进行提示，并对学生的进步及时给予肯定，帮助其纠正错误的行为，在护理教学中为避免学生发生护理差错，也可使用负性强化，使学生了解核对制度的重要性，在护理操作中谨记核对流程与方法。

2. 强化程序的运用

在教授新的知识时，要及时进行强化，学习早期阶段应对每一个正确反应都给予强化，随着学习进程的深入应转化为间歇强化模式。

第三节　认知主义心理学的学习理论

认知是指人内在的思维过程，如感知、思考、学习、记忆、领悟及解决问题的能力等。认知主义心理学学习理论，认为学习是通过主体的主观作用形成反映整体联系与关系的认知结构，并非是机械、被动地形成刺激—反应的联结；学习的过程是主动进行复杂信息加工的过程，而非受习惯支配；学习为内部认知的变化过程，强调学习的内部条件，如主动性、内部动机、过去经验、智力等。

一、格式塔学派的顿悟学习理论

格式塔心理学（gestalt psychology）又叫完形心理学，是西方现代心理学的主要学派之一，主要代表人物有韦特海默、苛勒、考夫卡。主张研究直接经验（即意识）和行为，核心理论基础是整体性思想，即经验和行为具有整体性，且整体大于部分之和。

（一）顿悟学习理论的动物实验基础

"接杆问题"实验：将大猩猩放入有一粗一细两根竹竿的笼子里，笼子外在两根竹竿连接能够到的地方挂有香蕉，大部分被放入笼子的猩猩试图通过伸手够、用一根竹竿够、将竹竿扔向香蕉的方法获得香蕉，直到一只叫做苏丹的大猩猩被关进笼子，经过以上尝试失败后，苏丹看了看笼子里的竹竿，然后用竹竿拨回笼子外面的那根竹竿，通过几番摆弄把粗的竹竿套在细竹竿上拨到了香蕉。

"单箱问题"实验：苛勒准备了一个有1只木箱并挂有香蕉但只有垫着木箱才能够到的棚子，将苏丹放入棚子里，苏丹顺利拿到了香蕉。

"3箱问题"实验：苛勒增加了难度，将香蕉挂在只有垫着3只木箱才能够到的地方，并把取香蕉的木箱散放在棚子里，将苏丹放入棚子里，苏丹垫1只箱子拿不到香蕉，但停下来看了看其他箱子，将箱子叠在一起拿到了香蕉。

（二）顿悟学习理论的基本观点

苛勒认为高级动物的学习并不像桑代克所描述的试误，而是具有一定智慧的顿悟。格式塔学派的顿悟学习理论认为学习并非形成刺激—反应联结，而是通过积极主动的组织作用形成与情景一致的新的顿悟（完形）。学习的过程不是简单的神经通路的联系，而是个体利用自身的理解力对情境进行组织的过程；不是动作的累积或盲目的尝试，而是个体利用自身的智慧对情境与自身关系的顿悟。

（三）顿悟学习理论在护理教育中的应用

护理教育的目的是培养护生判断临床情境、运用课堂习得知识、灵活使用护理技能解决临床实际问题的能力，以更好地服务患者，提高护理满意度。因此护理教师在教学过程中常会设置与教学内容相关的临床情境来为学生的顿悟创造条件。例如，在给药的教学中不仅要让学生通过记忆熟记给药原则，还可以设置一些给药的情境，提问学生给药的时机、方法、注意事项，以帮助学生判断临床实际情境，了解运用查对原则的时机。

二、布鲁纳认知发现学习理论

布鲁纳（Jerome S. Bruner）是美国20世纪60年代著名的心理学家和教育学家，是认知—发现学习理论的创始者，他反对以动物的行为习得和刺激—反应联结来对人类的学习活动进行解释。布鲁纳的学习理论研究的重点是通过教学促进学生发现知识及学生获取知识的内部认知过程。

(一)认知发现学习理论的基本观点

布鲁纳主张发现学习的方式才是学习的目的,学习是使学科的基本结构转变为学生头脑中的认知结构,因此,他的理论常被称为认知—发现学习理论。该理论主要观点可概括为发现学习法和结构教学观。

1.发现学习法

发现学习是指学生通过自己的探索寻找,在学习情境中获得问题答案的一种学习方式。发现学习不仅指发现还未作出解释的现象及事物,还包括学生通过阅读书籍、查阅文献、搜集资料及独立思考而获得新知识的过程。发现学习的特征包括以下几个方面:

(1)强调学习过程:在教学过程中,学生作为知识探究者应该是积极主动的,教师应该创建情境帮助学生独立探究。

(2)强调直觉思维:直觉思维是一种跃进、越级和走捷径的思维方式,是科学发现活动的前奏。

(3)强调内在动机:知识获得的过程受到学生认知需求的驱使,学习或工作的动力来自内部动机。

(4)强调信息提取:布鲁纳认为学习记忆的首要任务不是储存而是提取。

2.结构教学观

布鲁纳认为学习是运用编码系统学习学科的基本结构的过程,即类目及其编码系统形成的过程,学习是为了形成和发展学生的认知结构。类目是指有相同属性的对象或事件。编码系统则是指人们对环境和信息进行分类组合的方式。认知表征是人们知觉和认识事物、理解知识的一套规律及手段。结构教学观强调了学习学科基本结构的重要性、运用编码系统对基本结构学习的促进作用、运用认知表征对学生认知发展的促进作用。

(二)认知发现学习理论在护理教育中的应用

1.发现学习法的应用

应提倡带着问题进行学习,重视内部动机对学习的促进作用。学生课前应进行预习以发现难以解决的问题,教师课堂上或者课间应及时解答学生的疑问,课后可向学生提出可独立学习的问题,让学生自己去查找资料寻找问题的答案,以便他们在这个过程中学会学习的方法。

2.结构教学观的运用

重视学科的基本结构及学习的基本原理,教师所教授知识应尽量条理化、概括化,用发现学习法和引导的方式帮助学生对知识进行编码,促进编码系统的形成。

三、奥苏贝尔意义同化学习理论

戴维·保罗·奥苏贝尔(David P. Ausubel)提出了有意义学习是与机械学习相对的概念,他是美国著名的当代教育心理学家。奥苏贝尔以认知结构同化论为基础,研究在学校情境中的学生的学习,创立了有意义学习理论。

（一）意义同化学习理论的基本观点

奥苏贝尔依据学习方式将学习分为接受学习和发现学习：接受学习（reception learning）指教师将学习的主要内容以定论的形式传授给学生，学生只需对所学内容加以强化，以便将来的再现和运用；发现学习（discovery learning）指学习的主要内容不是现成地提供给学生，而是由学生自己去发现，然后把这些知识内化和运用。

奥苏贝尔依据学习材料与学习者认知结构中已有知识的关系，将学习分为机械学习和意义学习：机械学习（rote learning）指学习者无进行有意义学习的意向或无适当的认知结构，单纯依靠记忆学习材料；有意义学习（meaningful learning）是指符号所代表的新知识与学习者认知结构中已有的知识建立起实质性联系的过程。

奥苏贝尔认为进行有意义学习必须具备3个前提条件：①学习材料本身必须具备逻辑意义；②学习者应具备有意义学习的意向；③学习者的认知结构中必须有同化新知识的原有的适当观念。

同化理论：同化（assimilation）是新观念与学习者原有的认知结构中的观念发生相互作用，使原有认知结构发生变化并使新知识获得心理意义的过程。新旧知识相互作用的同化模式可以分为下位学习、上位学习、并列结合学习3种模式：①下位学习，又称类属学习，是指将认知结构中概括程度或包含程度较低的新知识归属到原有概括程度或包含程度更高的知识之下的学习。新学习的知识在包容和概括的水平上低于认知结构中原有的知识，则新知识与旧知识的归属关系为下位关系。②上位学习，又称总括学习，指通过综合归纳获得意义的学习，即新知识与旧知识的归属关系为上位关系时，新知识将把原有知识结构归纳组织进来。③并列结合学习，又称组合学习，新知识与认知结构中已有的知识不产生下位关系和上位关系时，新知识是在原有知识上的外推，它们的关系是并列关系。

（二）意义同化学习理论在护理教育中的应用

1. 有意义学习的应用

有意义学习的条件提示教师课堂授课时应该激发学生的兴趣，应让学生觉得所授知识对他们来说是有意义的，提高其探究新知识的意愿，从而提高学习效率。例如，《基础护理学》中的生活护理部分，教师应适当举例联系学生实际生活，让学生感受到学习该部分知识的实际意义。

2. 同化理论的应用

缺乏有意义学习意向的学生往往不愿意主动寻找新知识与旧知识之间的关联，而是死记硬背字面表达。为了使学生能够对所学知识产生深刻的印象及获得明确的概念，护理教师在讲授新知识之前需要运用大量先行组织者教学策略，为学生架起新旧知识相互转化的桥梁。

四、信息加工理论

20世纪50年代初，由于电脑信息技术的发展与心理学发展的自身批判和反省，出现了用计算机处理信息的过程类比人脑学习过程的倾向，即信息加工理论。20世纪60年代以后信息加工理论开始盛行。信息加工学习理论是用来解释人类如何通过感觉、注意、辨识、转换、记忆等内在心理活动来吸收、储存、提取、运用知识的过程。信息加工理论主要代表人物是西蒙和加涅，本节主要介绍加涅的认知学习理论。

(一)加涅认知学习理论的主要观点

1.学习信息加工模式

加涅学习信息加工模式由信息3级加工系统、预期事项系统和执行控制系统组成，用来说明学习的结构与过程，它对于理解教学和教学过程，以及如何安排教学事件具有极大的应用意义(图4-1)。

信息3级加工系统由感觉登记、短时记忆、长时记忆三级信息处理站构成。感觉登记(sensory register)：是信息处理的第一站，指个体通过视、听、嗅、味等感觉器官感应到外界刺激时所引起的短暂记忆，一般为 0.25 ~ 2 秒。短期记忆(short - term memory, STM)：是信息加工的第二站，指经过感觉登记后再经注意而在时间上延续到1分钟以内的记忆，短时记忆保持时间短且容量有限。长时记忆(long - term memory, LTM)：是信息加工的第三站，指保持在1分钟以上甚至终生的长时间记忆，长时记忆被认为是一种信息容量非常大的永久性信息储存库。

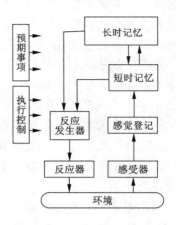

图4-1 学习信息加工模式

来自环境的刺激或信息被感受器感知后将输入感觉登记器，在这里进行最初级的加工后没有被注意的信息将被遗忘，被选择的信息则经过加工处理进入短时记忆状态，只有通过反复的复习才能延长信息在此阶段的保存时间，从而将信息进行编码转移至长时记忆，并且在需要时可随时检索提取信息，输出给短时记忆或反应发生器，用于解决相应的问题。

预期事项即动机，指对信息加工所期望达到的目标，它会影响学生对信息的进一步加工。执行控制指已有经验对当前信息加工过程的影响，决定了各个环节的信息加工，例如哪些信息能从短期记忆进入长期记忆、如何进行信息的编码等。预期事项和执行控制对信息加工过程进行监控和自我调整，影响着信息加工的过程和结果。

2.认知积累说

加涅认为，心智的发展是积累学习的结果，复杂学习必须建立在简单学习的基础上。依据由低到高、由简到繁的顺序加涅将学习排列成6个层次：①连锁学习，包括信号学习、刺激反应联结学习、动作连锁学习、语言联想学习；②辨别学习；③具体概念学习；④定义概念学习；⑤规则学习；⑥问题学习。

3.学习的阶段性

加涅认为学习就是一个信息加工的过程，根据这个过程中的不同外部影响事件及不同心理过程可将其划分为不同的阶段(图4-2)：①动机阶段；②领会阶段；③习得阶段；④保持阶段；⑤回忆阶段；⑥概括阶段；⑦作业阶段；⑧反馈阶段。

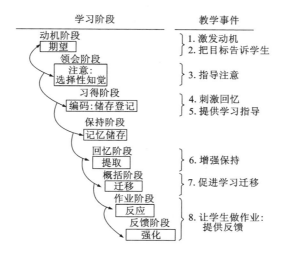

图 4 - 2　学习阶段及相应教学事件

（二）加涅认知学习理论在护理教育中的应用

1. 学习信息加工模式的应用

根据加涅的信息加工模式，教师在教学中应充分了解学生的预期，注意单位时间内提供信息的量及信息加工的难易程度，即在课前应根据知识点难度及数量及时调整课堂内容及信息量。合理运用教学技巧吸引学生对新知识点的注意，条理清楚地讲解各个知识点，避免知识点的混淆，促进学生对知识的记忆、编码及储存。

2. 认知积累说的应用

根据认知积累说，护理教师应循序渐进地教授学生，了解学生前一层次学习的结果再执行下一层次的学习安排，重视不同层次学习之间的相互联系，建立对规则的学习。

3. 学习阶段的应用

由于每个阶段学生具有不同的心理特征，教师可针对不同的学习阶段进行教学设计。①动机阶段教师应明确教学目标，帮助学生确立学习动机，形成学习期望；②领会阶段教师应提供各种刺激使学生能够有效地进行选择性知觉；③习得阶段教师应提供给学生各种编码程序，引导学生选择适合自己的编码方式；④保持阶段采用合理的复习方法刺激巩固记忆；⑤回忆阶段教师应提供给学生信息提取的线索及线索寻找的策略；⑥概括阶段教师应给学生提供在不同情境中提取信息的机会，引导学生促进知识的迁移；⑦作业阶段，通过作业了解学生的学习情况，如可以病例分析、课后习题等方式来了解学生对理论知识、临床技能的掌握情况；⑧反馈阶段，教师应及时给予反馈，从而强化学生的学习动机。

第四节　人本主义心理学的学习理论

人本主义心理学（humanistic psychology）起源于 20 世纪 50—60 年代的美国，主要代表人物是马斯洛和罗杰斯。人本主义学习理论不是通过验证性研究得到的推论，而是根据经验原则提出的观点建议。人本主义学习理论强调对学习者完整学习经历的解释，而不是对片段行为的解释。人本主义主张心理学必须从人的本性出发研究人的心理，其学习理论则主张用潜能的实现来说明学习机制，学习是学生获得知识及技能，发展智力，探究感情，阐明价值观及态度，实现潜能，达到自我实现的过程。

一、马斯洛人本主义学习理论

亚伯拉罕·马斯洛(Abraham H. Maslow)是美国社会心理学家、人格理论家和比较心理学家，人本主义心理学的主要发起者和理论家，他创立了基本需要层次理论，为动机理论的发展作出贡献。

(一)马斯洛人本主义学习理论的主要观点

1. 马斯洛基本需要层次论

马斯洛认为个体成长依赖于内在动机，而人类需要的性质决定了动机的性质，人的基本需要从低到高可以分为 5 个层次：生理需求、安全需求、爱与归属的需要、尊重需求、自我实现需要。

2. 马斯洛自我实现理论

马斯洛认为自我实现的需要是最高等级的需要，自我实现(self - actualization)就是一个人力求变成他能变成的样子，有自我实现需要的人会竭尽所能以实现个人理想和目标、发挥自身潜能、获得成就感。基于人类的自我实现需求，马斯洛认为学习不能只靠外在力量决定，学生有自己的内在需求，可以自主选择和决定学习活动；教师的任务是对学生进行引导以发挥自身潜能；教师的另一项任务是为学生的学习创造良好的环境。高峰体验(peak experience)是在自我实现的短暂时刻，个体感受或体验到的一种幸福、愉快、入迷的情感，这是在人自我实现的创造过程中，个体能体验到的一种最高、最完美、最和谐的状态，这种体验不仅能给个体带来愉快的体验，还能促进个体的成长。

(二)马斯洛人本主义学习理论在护理教育中的应用

根据基本需要层次理论及自我实现理论，教师在教学过程中应顾及学生各个层次的需要，创造自我实现的条件：①生理需求，在教学过程中教师应注意学生身体状况、饮食睡眠对学习状态的影响，因此教师应合理安排教学内容，尽量做到不拖堂，保证学生有充足的休息时间。②安全需求，护理教师除了要注意教学环境的安全以外，还应提供护生专业防护知识，减少学生对临床操作的恐惧心理。③爱与归属的需要，护理教师应关心爱护学生，帮助学生建立专业自信心。④尊重需求，教师应注意与学生说话交流的方式，尊重学生的感受，建立民主型师生关系。⑤自我实现需要，教师应为学生的自主学习创造条件，让学生体会到学习的快乐。

二、罗杰斯人本主义学习理论

卡尔·罗杰斯(Carl Rogers)，美国应用心理学的创始人，人本主义心理学的主要代表人物之一。罗杰斯在他的心理治疗研究基础上提出了学习心理学，他认为教育应该"以学生为中心"。

（一）罗杰斯人本主义学习理论的主要观点

1. 以学生为中心的教学观

人类生来就有学习的潜能，对世界充满着好奇心、具有发展的潜能，只要在合适的条件下，每个人所具有的学习、发现、丰富知识与经验的潜能和愿望是能释放出来的。教师应以学习者为中心，让学生自由选择、自我创造来获取知识及学习方法，充分发挥每个学生的潜在能力，使他们能够愉快、创造性地学习和工作。

2. 以自由为基础的学习观

教师是学生学习的促进者。他应高度重视学生的主体地位和学生的内部需要、动机、兴趣、能力、知识经验等方面。当学习者觉察到学习内容与他的目的有关时，意义学习便发生了；当学习者负责任地参与学习过程时，就会促进学习；学习者自我发起的学习是最持久、最深刻的；当学习者进行自我批判和自我评价时，独立性、创造性、自主性就会得到促进。

（二）罗杰斯人本主义学习理论在护理教育中的应用

1. 以学生为中心的教学观的应用

教学活动不只是教师单向的知识传播，教师教学时应避免以自己为主体、教师一言堂的教学模式，教师应注意学生在教学活动中的主体地位，发挥自己在学习过程中的促进作用，这就要求教师在教学过程中，注意对教学方法进行选择和组织以吸引学生的注意力，接受学生的个体差异并依据学生情况因材施教，对课堂气氛进行控制以保持民主的课堂氛围，对学生问题进行引导以发挥学生的自我潜能。

2. 以自由为基础的学习观的应用

教师应鼓励学生参与教学活动，促进学生自主学习，发展学生的个人价值感，重视培养学生健全的人格、良好的道德观念及价值取向，尊重学生自我实现的需要。

第五节　学习动机理论

一、学习动机概述

（一）学习动机的概念

心理学中的动机指驱使人和动物产生各种行为的原因。学习动机（motivation of learn）则指直接推动人们进行学习的动力，可以被看成是学习者的一种需要特质或状态，这种需要是社会和教育对学生学习的客观要求在学生头脑里的反映，它表现为人们的学习意向或愿望等，对学习起着推动作用。

（二）学习动机的内部构成

学习动机的两个基本成分是内驱力和学习诱因，有机体具有诸如衣食住行等生理要求，也有诸如爱、感情、自尊心等心理要求，这些需求就是需要。当需要得不到满足时，有机体内部就会产生一种叫做内驱力的刺激。

心理学研究表明，学生学习内驱力有 3 种：①认知的内驱力，即指想了解、理解要掌握的知识与要阐明、解决问题的欲望；②自我提高的内驱力，指个体的那种因自己能胜任工作而赢得相应地位的要求；③附属的内驱力，指一个人为了保持长者们的赞许或认可而表现出的把工作做好的愿望。

学习诱因是指吸引有机体的行为目标，即能满足有机体需求的目的物或刺激物，如食物、名誉、地位等。学习诱因按其性质可以分为正诱因和负诱因：①正诱因，指趋向或者得到该诱因时能让个体感到满足的诱因；②负诱因，指远离或避免该诱因时能让个体感到满足的诱因。

(三)学习动机的类型

(1)从动机诱因起源上看，有内部和外部之分。内部动机指诱因起源于学习者内部因素的动机，与学习活动直接联系，是由学生对学习的直接兴趣、对学习活动的直接结果的追求所引起的，活动本身就能满足学习者。外部动机指诱因起源于学习者外部因素的动机，与学习活动没有直接联系，如有的学生学习是为了得到表扬。

(2)从学习动机作用持续时间的长短来看，又有直接的近景性学习动机和间接的远景性学习动机之分。直接的近景性学习动机是指活动结果所引起的对活动的动机，这种动机比较具体，但作用较为短暂且不稳定；间接的远景性学习动机是指由于了解活动结果的社会意义及社会价值所引起的对某种活动的动机，这种动机具有一定社会性，常与个人理想、抱负及世界观相联系，所以比较稳定和持久。

(3)从动机的社会意义看，学习动机可分为正确的和错误的学习动机，判断学习动机正确或错误的标准是是否对社会和集体有益。如果学生以利他思想或社会公共利益作为学习动力，其学习动机就是正确的、高尚的；如果学生以狭隘的个人利益作为学习动力，其学习动机就是错误的、平庸的。

(4)从动机的实际效能上看，有主导性学习动机和辅助性学习动机。学习者的学习动机并非单一的，有时可能多种动机同时存在，但在某段学习时间里或某件事情的学习上，总有一种动机处于支配地位，起着主导性作用，而其他动机则处于从属地位，只起辅助性作用或不再起作用。

(5)从动机的强弱标准来看，学习动机可分为普通型和偏重型动机。普通型动机是指学习者对一切学习活动都具有的动机；偏重型动机是学习者对某一种或者某类学习活动具有的学习动机。

(四)学习动机与学习目的的区别与联系

学习动机和学习目的既有联系又有区别：①学习目的是学生进行学习所要达到的结果，而学习动机则是推动学生去达到目的的某种动因，它说明为什么要达到学习目的；②具有相同学习目的的学生，其学习动机可以不同，学习动机相同的学生，其目的也可不同；③学习动机和学习目的可以相互转化——在一种情况下是学习动机的东西，在另一种情况下可能成为学习的目的。

二、学习动机理论观点

(一)归因理论

归因理论起源于 20 世纪 50 年代,是心理学家海德、罗斯、韦纳等人提出的关于社会认知的理论,该理论通过分析行为原因推测学习的因果关系,运用这种理论来理解、预测和控制学习环境以及相应的行为。

归因论认为个体对其成败的原因解释会影响其后续动机,人们在对自己的成败进行原因解释时通常将原因归结为努力、能力、运气和任务难度。这些因素可以分为三个维度:①内外维度,努力及能力是学习者的内部因素,而运气与任务难度则是学习者不能决定的外部因素。②可控性维度,努力是学习者自己可以控制的因素,而能力、运气及任务难度是学习者无法自己控制的因素。③稳定性维度,任务难度是相对稳定的因素,而运气与努力是不稳定的因素;持能力实体观的学习者认为能力是一种稳定的特质,不随时间和情境改变,所以能力是一种稳定因素;而持能力增长观的学习者则认为能力是一种不稳定的特质,可以通过不断学习提高,所以能力是一种不稳定因素。

归因论认为学习者将成败的原因归结为这三个维度后会对其后续的期待、行为及情感产生影响从而影响其学习动机,不同的归因类型对学习者动机影响不同:①内外维度的归因影响学习者情感反应;②可控性维度的归因影响学习者的期待和行为;③稳定性维度的归因影响对未来的预期。

(二)自我效能理论

自我效能理论起源于 20 世纪六七十年代,在 20 世纪 80 年代得到了丰富和发展。班杜拉(Bandura)在对传统行为主义的继承与批判中,形成了社会学习理论。自我效能理论是其中的重要组成部分。

自我效能(self-efficiency),是人们对自己是否有能力完成某种行为的主观判断,一般来说成功的经验可增强自我效能,反复的失败则可能降低自我效能。

自我效能理论认为,学习者对自己能力的判断会影响学习者的学习行为:①自我效能影响学习者对学习任务的选择,自我效能过高的学生会选择力所不及的任务,就可能造成挫折和伤害,自我效能过低的学生可能会限制自己的潜能;②自我效能影响学生对学习的坚持,自我效能感强的学生在困难的情境中能更加努力,而在顺利的情境中只会付出较少的努力;③自我效能影响学生的思维方式和情感反应,自我效能感强的学生遇到困难和失败时,会表现出相对少的焦虑,并倾向将其归因为努力不够,善于考虑分析外部环境的特点要求。

(三)期望—价值理论

早期的期望—价值理论由美国心理学家阿特金森(Atkinson,1964)提出,20 世纪 60—90 年代是期望—价值理论最活跃的时期。早期的阿特金森的期望—价值理论在成就动机研究中占据了非常重要的地位。此后有许多研究者分别对阿氏的期望—价值理论进行了修正、拓展。为区别于早期阿氏的期望—价值理论,一些研究者把这些研究统称为现代期望—价值理论。

期望—价值理论认为，学生的学习动机由"期望"和"价值"两种来自学生的主观因素构成。这里的"期望"是指学生对自己完成学习任务或达成学习目标的期望，"价值"是指学生对自己完成学习任务或达成学习目标的价值判断，两因素构成了学习动机：学习动机 = 期望×价值。所以这两个因素中如果有一个因素为 0 的话，就等于学生没有学习动机。影响学生学习的"期望"形成的因素有：学生的自我效能、学生对学习任务难度的判断、学生得到的相应支持等。影响学生关于学习的"价值"判断的因素有：学习任务的重要性、有用性、有趣性及完成学习任务要付出的代价。

（四）成就目标定向理论

成就目标定向理论可以追溯到 20 世纪 30 年代墨里关于"成就需求"的研究，20 世纪 80 年代，发展形成了成就动机理论，德维克（Dweck）在此基础上创立了成就目标定向理论。

目标定向（goal orientation）是指学生投入到学习相关行为及活动中的目的或原因。归因论关注学生对自己成败的原因的归类，而目标定向论则关注学生致力于追求和达成目标的原因。

心理学家认为学生学习的目标定向是不同的，可以区分为掌握目标定向和表现目标定向。掌握目标定向（mastery goal orientation）指学生对学习的目的定向为习得和提高自身知识技能。表现目标定向（performance goal orientation）指学生对学习的目的定向是向他人展示自己的能力或维持自己的形象。掌握目标定向又可分为掌握趋向目标定向和掌握回避目标定向，持掌握趋向目标定向的学生，其学习目的多是为了掌握知识和技能，持掌握回避目标定向的学生，其学习目的多是为了避免对知识和技能的不了解或存在误解的情况。表现目标定向也可分为表现趋向目标定向和表现回避目标定向，持表现趋向目标定向的学生，其学习目的多是获得成功得到关注，持表现回避目标定向的学生，其学习目的多是为了避免失败引起关注。

三、学习动机理论在护理教育中的应用

（一）归因理论的应用

学生因为自身主观因素，有时难以对成败作出正确的归因，而学生对自己学业成败的归因方式将会影响到以后的学习动机，教师的反馈和指导可以影响学生的归因。因此，教师首先应该了解学生的归因方式，才能对其进行合理的归因指导；其次教师要指导学生合理地进行归因，对自己的成败经验作合理的反省，让学生可以客观认识到学习成功的经验应该保持，学习失败的经验也有积极的意义。教师应对学生学习的结果给予恰当的反馈，让学生对成功与努力有积极的认识。

（二）自我效能理论的应用

学生的自我效能影响其学习行为，教师应引导并培养学生合理评估自己的能力，尽可能让每个学生体验成功的感觉，确保他们有成功的机会，以增强其学习动机，避免其因经历多次失败而削弱自我效能。

（三）期望—价值理论的应用

教师在教学中应注意合理规划学习任务，让学生了解学习任务的重要性、有用性、有趣

性及完成学习任务要付出的代价。给予学生适当的心理支持，提高学生自我效能，接受学生的个体差异，不以成绩作为唯一的评价标准，对学生进行综合的评价，重视学生的进步。

（四）目标定向理论的应用

学生学习的目标不同，其学习动机不同，学习动机又是追求成功的内在动力。教师在进行教学设计时，要注意不同目标定向的学生的优缺点，制定出符合每个学生的学习目标。

第六节　成人教育理论

一、成人教育理论的概述

美国成人教育理论起步较早，已经有近百年历史，取得了较为显著的研究成果。1928 年《成人学习》(Adult Learning) 的出版，标志着成人教育成为专业的发展和研究领域。

随着成人教育的不断发展成熟，成人教育理论也不断丰富发展，虽然没有能完全概括成人教育的理论，但学者们对成人教育进行了深入研究，并从各个不同视角对成人教育理论进行探讨，形成了不同流派的成人教育理论。美国教育家诺尔斯(Knowles)将成人教育定义为"帮助成人学习的科学和艺术"。诺尔斯认为成人具有较强的自我导向性及经验，研究成人的学习时，要充分考虑成人不同阶段的生理、心理等各方面的特点。总体来说成人学习具有以下特点：

（1）成人有较强的学习自主性。成人能自主参与学习，对自己的学习全面负责，成人对于自身学习的内容、时间、方向及最终要达到的目标都由自己选择决定及规划，其学习具有较强的独立性和自主性。

（2）成人的学习受其生活经历和经验的影响。经历在成长的过程中的学习后，成年人掌握了一定的知识、技能，这些知识技能决定着其所承担的社会角色。一个人的社会角色受环境及时间变化的影响，不会一成不变，成人也需要通过学习来不断完善及适应角色的变化，成人的学习需要将以往的知识、经验作为基础。

（3）成人的学习意愿与生活和工作需要密切相关。成人的学习动机一般来源于生活和工作的需要。在生活或工作中，当成人遇到以自己现有的知识、技能及经验很难解决或不能解决的问题时，就容易产生进一步学习的意愿。

（4）成人的学习是以完成任务或解决问题为中心的。成人的学习意愿与生活、工作中遇到的问题密切相关，这就决定了解决问题是成人学习的中心，是贯穿整个学习过程的。

（5）成人学习的动机出自于自我实现的需要。根据马斯洛的人类基本需要理论，人有不同层次的需要，成人学习的动机更多的来自于对自我实现的需要的满足。

二、成人教育理论在护理教育中的运用

成人教育的理论不仅适用于对成年护生的学校教育，也适用于对临床护士的继续教育，在对成年学员的教育中应该注意以下几点：

1.尊重成人学员的自主学习

成年学员应意识到自己不再是知识的被动接受者，需要在老师的指导下，确定自己的学

习需求，制订自己的学习计划，完成自己的学习任务，承担学习的责任。教师应让成年学员参与学习计划的制订，营造轻松的学习氛围，并与学习者建立协作关系，让学员体会到自主学习乐趣，激发自主学习的内在动机。

2. 充分利用学员的经历和经验

成年学员都有一定的知识积累、生活经历及学习工作经验，教师应尊重学员的这些经历及经验。教师可选择合适的学习活动，鼓励学员相互分享、共同学习。如在教学方法上可以采用小组讨论、经验学习、反思日记、重要事件等方法来提高学员的教学参与度，并充分利用学员的丰富护理工作经验和生活经验。

3. 充分了解成人学员的学习意愿和需求

由于成人学员具有特定的学习需求，并且其学习意愿与其需求密切相关，所以成年学员教学内容应符合其实践，教师在进行课程安排时应考虑学员的需求，并让其有一定的可选择性，适当加大学员发展所需课程及其感兴趣的课程比例。

4. 培养学员解决问题的思维方法

成人学员往往有解决问题、完成工作任务的学习动机，教师应注重学员对探索性课题和经验技术的独立学习，培养学员辩证的思维方法，在已有经验技术的基础上完成新技能的学习，提高解决问题的能力及效率，让其体会到工作及生活经验的价值。

思考题

1. 以下心理学家是什么心理学派的代表人物，提出了什么学习理论？

桑代克 巴甫洛夫 斯金纳 苛勒 布鲁纳 奥苏贝尔 加涅 马斯洛 罗杰斯 班杜拉 阿特金森

2. 请解释以下概念的含义。

准备律 练习律 效果律 上位学习 自我效能 并列结合学习 感觉登记 动机 学习动机 消退律 负强化 连续强化 间歇强化 同化 下位学习 目标定向 泛化律 正强化 掌握目标定向 表现目标定向

3. 经典条件反射学习理论认为学习的过程一般遵循什么样的规律？

4. 桑代克试误学习理论认为学习的过程一般遵循什么样的规律？

5. 有意义学习必须具备哪三个前提条件？

6. 认知积累说将学习过程分为了哪几个阶段？

7. 学生学习内驱力有哪几种？

8. 成人的学习具有什么特点？

第五章　护理教学过程与护理教学原则

学习目标

识记：

1.护理教学过程的基本要素及它们之间的联系。

2.护理教学过程的阶段。

3.各条护理教学原则的含义和应用要求。

理解：

1.护理教学过程、护理教学原则的概念。

2.护理教学过程的性质。

3.在护理教学过程中应处理好的关系。

运用：

1.在护理教学过程中能够坚持理论联系实践原则。

2.能够正确应对护理教学过程中的关系。

第一节　护理教学过程

一、概述

教学过程(teaching process)是在一定教育的规范下，教师的教和学生的学共同组成的一个复杂过程。在教学过程中，要建立科学的教学原则，组织合理的教学活动，选择适当的教学方法和实现预期的教学目的，就必须全面认识教学过程，遵循教学过程的原则。

(一)护理教学过程的概念

护理教学过程(nursing teaching process)是护理教师和护理学生为完成护理教学任务，以课程内容、教学手段为中介开展共同活动的过程，是使学生掌握护理学专业知识体系及基础护理操作技能，形成独立从事护理工作能力的过程。

(二)护理教学过程的构成要素

构成护理教学过程的基本要素有：护理教师、学生、教学内容和教学手段，它们之间有着内在的、必然的联系。

在护理教学过程中，教师起主导作用。教学中，教学内容、教学方式如何选择，主要由他们决定。他们是护理教学活动的组织者和实施者。为此，护理学教师必须明确教学目标，熟悉内容，了解学生，善于处理好教学内容、教学手段和学生之间的关系，并善于发挥自己的教学专长。学生在护理教学过程中是学习的主体。学生如何学习，由其自身抉择。学生只有积极主动参与教学过程，才能提高理解和加工知识信息的能力，实现知识和能力的转化。教学内容是护理学教师对学生施加影响的主要信息。可见，教学内容的选择和编排必须合理，而且具有可接受性与可传递性。教学手段则是教师有效地传递信息、提高教学效率的重要保证。

二、教学过程的性质

护理教学过程从本质上来说是一种有组织的认识过程。在这个过程中主要是通过知识的传递和掌握来促进学生的发展。它是学生在教师指导下的一种认识过程，是认识过程的一种特殊形式，即它除了具有一般认识过程的共通属性外，还具有特殊性。

（一）学生的认识主要是系统地学习间接知识的过程

在护理教学过程中，学生主要是掌握护理实践科学文化知识，并以此为中介来间接地认识客观世界。这种知识，就人类认识总体而言是已知的，被实践证明了的，对学生而言却是未知的、间接的。学生的认识过程不受时间、空间的限制，从而大大提高了学生认识的起点，缩短了对客观世界的认识过程，使之在相对较短的时间内达到现代社会需要的认识水平。

（二）学生的认识活动是在教师指导下进行的

护理学教师根据护理教育目标，遵循护理教育规律，借助各种教学环境（包括课堂、实验室、教学医院、社区卫生服务中心），运用各种专门制作的教具、模型、标本，以及录像、多媒体课件等，采取各种有效的学习形式（课堂教学、实验、临床见习、生产实习），选择恰当的教学方法，为学生迅速、大量掌握护理科学知识和发展护理技能提供重要的保证。在教师的指导下，学生的认识过程具有明确的指向性，是一种简约的认识过程。

（三）学生的认识过程是德、智、体全面发展的过程

护理学教师在教授知识、技能的同时，一定会对学生思想道德的形成产生广泛而深远的影响。各种教材中反映的知识体系不仅包含人类传承与创新的文化，还蕴含着正确的价值观与科学的世界观，具有伦理、美学等多方面的教育价值。学生在掌握科学知识的同时，情感、意志、个性等也在形成发展中。这是一个以认识为基础的德、智、体、美全面发展过程，比单纯的认识过程更加复杂、丰富和深刻。

三、学生掌握知识、技能的基本阶段

护理教学过程的基本阶段是根据认识论和学生掌握知识、技能的心理活动过程来划分的。每一个阶段都应启发学生思维，提高掌握知识的效率。

(一)感知教学内容

学生要掌握的知识是他人的实践经验总结，要理解和掌握这些知识，必须以感性认识为基础，逐步发展为理性认识。如果学生感性认识丰富，表象生动，理解书本知识就相对容易，否则学生对所学概念就会感到抽象，难以理解。

指引学生感知教学内容，获得与之有关的感性认识的方式很多，包括：

(1)提供直观的感性材料，如直观教具、实验、演示、参观、临床见习等。

(2)向学生提出问题和要求，如撰写实验报告等，引导学生有目的地观察，培养观察能力。

(3)运用生动的语言形象描述，唤起学生对已有的表象和经验的回忆。

(4)通过复习已学过的基础知识，促进新旧知识连接，引发丰富联想，产生新的表象。

理解书本知识必须以感性知识为基础，因为"只有感觉到的东西，才能更好地理解它"，但并不是要求每节课都从感知具体事物开始，而应根据学生实际发展水平确定。

(二)理解教学内容

学生在感知教学内容的基础上，逐步对教材进行理解和概括，形成科学概念，这是教学过程的中心环节。因为只有理解教学内容，才能深入了解事物的本质，把握客观过程的规律。

学生理解教学内容是一个复杂的思维发展过程。为了使学生正确地进行思维，将书本知识与感性知识结合起来，转化为自己的精神财富，护理学教师应做到：

(1)了解学生思维发展过程及规律，科学安排教学进程，提高课堂教学质量。

(2)恰当地选择感性材料，善于运用典型案例揭示事物的特征，并注意举一反三，引导学生用已有知识去分析新问题。

(3)善于运用比较、分析和综合、概括和演绎等方法，引导学生发现问题、分析问题、检验假设，并培养学生的逻辑思维能力。

(4)要注意给概念以精确定义，并注意纠正学生已有的、与科学概念不相符的生活概念，以形成科学的概念体系。如：将日常所说的"开刀"，转换为医学术语"手术"。

(三)巩固知识

学生学习书本知识要转化为自己的精神财富，必须经过知识的巩固。学生只有牢牢记住所学知识，才能顺利地掌握新知识，灵活地运用已有的知识。巩固知识是教学过程中重要的环节。没有知识的巩固过程，则如同竹篮打水一场空。

为帮助学生巩固知识，护理教学中应注意：

(1)研究遗忘的规律，减少遗忘，及时复习，培养学生良好的记忆能力。

(2)引导学生在理解的基础上记忆，将意义记忆和机械记忆结合起来，提高记忆效果。

(3)科学地组织学习材料，便于学生理解记忆。

(4)指导学生掌握记忆的方法，如运用多通道协同记忆方法，养成边阅读、边理解、边记忆或用自己的语言复述知识的习惯，提高学习效果。

（四）运用知识

掌握知识的最终目的是应用知识，解决实际问题。学生通过运用知识，可以形成技能、技巧，还可以检验所学知识，丰富直接经验，使知识内化到已有的知识结构中。同时，进一步巩固知识，提高分析问题、解决问题的能力。运用知识，需要充分调动学生的主观能动性，进行反复练习和实际操作。因此，在护理教学中应注意：

（1）根据教学要求，精心设计组织多种形式的教学实践活动，并逐步加深内容，循序渐进，提高难度。

（2）明确教学实践、练习目的和要求，调动学生参与实践的积极性。

（3）适当组织综合性强的社会实践活动，以提供综合运用知识、展示学生才智的机会。

（4）对活动的过程实时监控，帮助学生改正缺点，并培养学生自己安排活动，自己检查实践结果的习惯与能力。

（五）评价学习效果

在护理教学中，可采用过程评价和结果评价等方法，对学生掌握护理知识与技能的情况进行检查。护理学教师在教学过程中，要通过过程评价，随时了解学生对知识的理解与技能掌握情况，及时调整教学内容、方法、进度；另外通过结果评价，即在完成一定的教学量之后进行专门检查，了解学生知识掌握与能力发展情况，以便改进教学，提高教学质量。此外，为了提高学生的自学能力，教师还应注意培养学生对所学知识的自我检查能力和习惯。

教学过程各阶段都有各自具体的教学任务和独特功能。它们既相互区别又相互联系，并不是每堂课都要体现这 5 个阶段，也不是每堂课都要遵循 5 个阶段的顺序。应根据教学对象的实际和学科知识本身的特点，灵活掌握。

四、教学过程中应处理好的几种关系

护理教学过程是护理教学双方为完成护理教学任务，以教学内容、教学手段为媒介开展共同活动的过程，教师、学生、教学内容和教学手段，在护理教学过程中有着内在的、必然的联系。因此，处理好他们之间的关系，是进行有效教学所必需的。

（一）间接经验与直接经验的关系

在护理教学过程中，学生的认识无外乎两个方面：一方面是获取直接经验，即学生亲自活动获得的知识；另一方面是获取间接经验，即前人的知识成果。正确处理这对关系，应该做到：

1. 学生学习知识必须以间接经验为主

人类知识的发展与丰富是不断地传承与创新的结果。任何知识都是直接经验开始的；而人类知识的获得途径，又主要是接受他人的认识成果，即间接经验。随着认识的发展，作为新生一代的学生在有限的活动范围和生命时限内，无论如何努力，也不可能只凭直接经验认识世界。他们要在短时间内掌握系统的科学文化知识、护理学专业知识和技能，达到专业现有的科学认识水平，并继续攀登科学文化新高峰，就必须以学习间接经验为主。

2. 学习间接经验必须有直接经验作补充

在护理教学过程中，学生仅掌握书本知识是不够的，现成的书本知识，一般表现为抽象的概念、原理、规律等，学生要把这种书本知识转化为自己能理解、运用的东西，必须有一定的直接经验、感性知识做基础，只有把直接经验与间接经验结合起来，感性知识与理性知识结合起来，学生才能获得运用知识于实际的能力，从而真正掌握完全的知识。陶行知先生作过一个精辟的比喻："接知如接枝"。他说："我们必须有从自己的经验里发生出来的知识做根，然后别人的相类似的经验才能接得上去。倘若自己对于某事毫无经验，我们决不能了解或运用别人关于此事之经验。"因此，在护理教学过程中，要创造条件为学生增加学习新知识所必需的感性认识，如课堂举例、观看录像、临床见习等，促进学生把个人的已有经验、知识或现实获得的感性认识与所学的新知识联系起来，提高护理教学质量。

(二)知识掌握与能力发展的关系

在护理教学过程中，知识掌握与能力发展是相互依赖、相互促进的关系，主要表现为：

1. 知识掌握是能力发展的基础

在护理教学过程中，学生能力的发展依赖于他们对学科知识的掌握，因为系统的学科知识是专业能力发展的必要条件。没有一定的知识作为基础，能力的发展就失去了前提，正如"问泉哪得清如许，为有源头活水来"。学生学习的护理学及相关科学知识，本身蕴含着丰富的认识方法，是人类知识传承积累的成果和能力创新的结晶。学生在掌握知识的过程中学会基本认识方法，发展自己的基本能力与专业能力，同时运用知识解决护理实际问题。所以，学生知识越丰富，理解越深刻，他们的能力发展水平就越高。

2. 能力发展是知识掌握的必要条件

随着护理教学过程的深入，学生对知识的掌握依赖于他们的能力发展。一般说来，能力发展较好的学生，学习效率较高；能力较差的学生，学习上的问题也增多。因此，发展学生能力是顺利进行知识教学的重要条件，是提高教学质量的有效措施。尤其是在科学技术迅猛发展、知识更新周期加快的年代，教学内容迅速增多，更需要在教学中培养和提高学生的能力，适应护理专业发展需要。

3. 在教学过程中应把知识掌握与能力发展有机结合

掌握知识与发展能力是在同一认识活动中实现的，两者相辅相成，教学中应促使两者有机结合。学生知识的多少并不意味其能力发展的强弱。学生的能力是他们成功完成某种活动的心理特征。因此，在护理教学中，应保证教学内容的科学性、系统性，注重调动学生学习的积极性与探索精神，引导学生主动参与教学过程，充分运用自己的精准认识能力，敏捷的思维能力，深刻理解和把握知识所反映的客观事物内在联系与规律，创造性地运用知识来理解和解决实际问题。

(三)知识掌握与品德教育的关系

护理教学过程，不仅是学生掌握护理知识，构建合理的知识体系的过程，也是学生提高思想觉悟，养成良好的职业道德的过程。

1. 掌握知识是进行思想教育的基础

第一，在护理教学过程中，科学知识本身具有丰富的教育因素。无论是自然科学、社会科学，还是人文科学，都蕴藏着丰富的价值观、世界观及探索者的治学态度、精神力量，这都为学生确立正确的、科学的世界观和职业价值取向奠定了基础。

其次，在护理教学过程中，教师所传授的知识，常会融入他们的立场、观点、思想感情、工作态度等，这也会对学生产生不同程度的影响。如果教师关爱学生，为人师表，热爱护理教育事业，那么他们的教学必然对学生产生潜移默化的思想教育作用。

第三，学生掌握知识的过程，本身就是道德实践与品德修养的过程。要牢固掌握知识，学生必须具有勤奋、严谨的态度和坚强的意志，锲而不舍的精神。

2.品德教育是知识掌握的重要条件

品德教育能帮助学生形成良好的思想品德，提高分辨是非的能力。这就为学生有效学习与发展提供了有效保证。教师在教学中，如果能结合学生思想实际，结合护理工作的性质与特点，有的放矢地对学生进行思想教育，就可以引导学生自觉地从所学知识中汲取思想营养，养成优良的职业素养。学生品行越好，学习目的越明确，他们对护理学专业会更热爱，他们学习就会更主动、更富有创造性。可见，品德教育能促进学生对知识的掌握。

（四）教师与学生的关系

护理教学过程是护理学教师与学生共同活动的过程，因此教师与学生的关系是护理教学过程中最主要的关系。处理好师生在护理教学中的地位和作用的关系，是护理教学过程中至关重要的理论与实践问题。

1.教师是教学过程的主导

教与学是一个矛盾的统一体。教师的教是矛盾的主要方面，教师受过教育专业训练，精通所教专业知识，了解学生身心发展规律，他们的任务是根据护理培养目标，把课程规划、课程标准、教科书所规定的内容传授给学生。对于学生来说，只有借助教师的教导与帮助，才能以简捷有效的方式掌握护理学专业知识与能力。教学如何进行，是由教师的教学水准所决定的。

2.学生是教学过程的主体

在护理教学过程中，学生是教育的对象，又是学习活动的主体。教师传播的护理知识、技能，施加的思想影响都要通过学生自己的认真观察、积极思考和自觉练习、运用，才能转化为他们自己的知识财富、智慧才能、思想观念。因此，学生如何学、学习效果怎样是由他们自己决定的。所以，学生的主体意识越明确，学习主动性就越强，学习效果就越好，个体身心发展就越大。

3.教师与学生在教学过程中不可分割

在护理教学过程中，教与学双方是相辅相成、相互促进的关系。教师主导作用的充分发挥主要体现在承认学生在教学过程中的主体作用，教学中，将启发式理念贯彻始终，激发学生学习护理知识的兴趣与欲望，鼓励他们独立探索，引导他们积极思考、创造性地进行活动。如果背离教师的主导作用，学生主动性就会具有盲目性，导致学习过程事倍功半。而学生学习积极性的提高，又会进一步促进教师主导作用的实现。因此，在护理教学过程中，必须充分发挥教与学双方的积极性。

第二节　护理教学原则

一、概述

护理教学原则(teaching principle on nursing)是有效进行护理教学必须遵循的基本要求。它既指教师的教,也指学生的学,贯彻于护理教学过程的始终。

护理教学原则是学校组织教学,制定培养目标,形成课程标准,编写教材的准则,对教学工作的各方面都具有指导意义。掌握并全面贯彻护理教学原则,是实现培养目标,提高教学质量的保证。

二、护理教学原则体系及应用要求

(一) 科学性与思想性统一的原则

科学性与思想性统一的原则反映了教学具有教育性的规律,是社会主义教育目的所决定的,体现了我国护理教学的根本方向和特点。

科学性是指护理教学向学生传授的知识必须是正确、科学的知识,反映当代最先进的科学思想。思想性是指无论教材内容的安排,还是教师讲授过程都应注意对学生进行辩证唯物主义与共产主义思想品德教育,使学生形成科学的世界观和高尚的职业道德品质。

在科学性与思想性关系之中,科学性是根本,思想性渗透在科学性的教学之中。在护理教学中,只有把科学性与思想性有机结合起来,才可能培育出德智体全面发展的,适应社会发展的护理专门人才。

在护理教学中贯彻科学性、思想性相结合原则的基本要求是:

1. 保证护理教学的科学性,发挥科学知识本身的教育力量

在护理教学中,教师要科学地分析教材,选择和补充教学内容。引导学生掌握的知识必须是正确的、系统的、定论的,反映现代护理科学发展水平和研究成果的知识。概念的表达要精确,原理的论证要严密,资料的引用要可靠,技能的演示要规范。在介绍不同学术观点时应在讲清基本知识的基础上,实事求是地进行分析,以便使学生养成尊重科学的态度。为此,护理学教师必须刻苦钻研业务,加强科学研究,深刻了解本学科最新发展的动向,不断提高自己的专业学术水平。

2. 根据学科的性质和特点,进行思想品德教育

在护理教学过程中,必须根据学科特点,充分挖掘教材内在思想性,例如护理教育学本身就具有鲜明的政治性、思想性和道德准则。而护理学基础知识揭示了人的本质和客观规律,渗透着唯物主义思想和辩证法。因此,只有结合学科知识特点,有的放矢地进行思想教育,才能收到预期的教育效果。

3. 充分利用教学各环节,培养学生思想品德

护理学教师不仅要在上课时对学生进行思想品德教育,还要注意通过作业、辅导、考试、临床见习与实习、社会实践等各种教学活动,对学生提出严格要求,结合学生思想实际进行教育,培养学生勤奋努力、脚踏实地、刻苦钻研的学习态度和严谨治学、持之以恒的良好习

惯,关心他人、富有爱心、乐于奉献的职业品质,形成科学的世界观。

4.教师为人师表,教书育人

教育是用灵魂塑造灵魂,用人格培养人格的活动。学高为师,德高为范。教师高尚的人格品质是最具有感染力的教育资源,它作为一种精神力量,对学生的心理影响是任何道德格言、奖惩条例所不能代替的。为此,教师应努力提高自己的政治思想、专业水平,加强道德修养,使自己成为学生的优秀榜样。

(二)护理理论联系临床实践的原则

护理理论联系临床实践的原则,是指在护理教学中要重视和加强护理学科基础理论知识和基本技能的训练,同时紧密结合护理实践活动,使学生在掌握基本知识与技能的同时,通过各种临床实践,使学生具有分析问题、解决问题的能力和言行一致的品质,从而正确处理教学中直接经验与间接经验、感性知识与理性知识、学与用、言与行的关系,使学生在获得较完整知识的同时得到道德实践锻炼,培养理论联系实际的学风和能力。

护理教学中贯彻护理理论联系临床实践的原则的基本要求是:

1.以护理理论为主导,联系临床实践进行教学

要使学生较好地掌握护理学的基本知识,教师必须理论联系临床实践进行教学,包括联系学生已有的生活经验、知识、能力、兴趣、品德的实际;联系科学知识在护理临床实践与社会生活中运用的实际;联系当代最新科学成就的实际,以使抽象的理论知识易于被学生理解、巩固和转化。

2.根据不同层次学生的特点,确定理论联系实际的度与量

理论联系实际的深度、广度和具体形式必须从护理教学实际需要出发,必须考虑不同层次学生的年龄特征、身心发展水平、接受能力,以切实提高学生参与实践活动的积极性和保证实践活动的教学效果。

3.加强实践性教学环节,加强基础知识教学和基本技能训练

护理学教师要充分认识实践性教学环节,如实验、见习、实习、参观、调查、实习报告等在护理人才培养中的重要地位和作用。根据护理教学特点,安排和引导学生积极参加各种实践活动。在组织每一次实践性教学活动时,做到思想重视、目的明确;精讲多练、保证学生有足够的独立自主的实践时间,还课堂于学生;及时检查、做好总结,以提高实践性教学活动的教学质量。

(三)直观性与启发性兼顾的原则

直观性是指护理教学中教师要利用学生的多种感官和已有经验,通过多种形式的感知,使知识具体化、形象化,减少学习抽象概念的困难,帮助学生更好地理解和运用知识,并发展学生的观察能力、形象思维能力和抽象思维能力。启发性原则是指在教学中教师承认学生是学习的主体,注意调动学生的主动性,引导学生独立思考,积极探索,自觉掌握科学知识和提高分析问题、解决问题的能力。

在护理教学过程中,贯彻直观性和启发性相统一的原则应注意做到:

1.恰当选择、运用直观手段,激发学生求知欲

运用于教学中的直观手段多种多样,一般可分为实物直观、模像直观、语言直观。直观是教学的一种手段，使学生产生浓厚的认识兴趣和探求渴望。

2. 遵循学生感知规律、引导学生积极思维

护理教师在运用直观手段时，必须遵循人的感知规律。这些规律包括：感知任务明确程度规律、对象与背景间差别规律、对象各部分组合规律、对象活动性规律和多种感官协同感知规律等。同时要善于提问激疑，以开阔学生的思路。问题提法要引起学生的兴趣，要给学生留有思考的时间。只有遵循这些规律，才能获取良好的直观教学效果。

3. 与教师讲解密切配合，培养学生独立解决问题的能力

护理教学中的直观不是让学生自发地看，而是在教师指导下有目的地细致观察。教师可以通过提问，引导学生把握事物特征，发现事物间的联系，提高观察或感知的深刻度；可以从教学中某个结论出发，通过直观形式验证；也可以通过讲解，解答学生观察中的疑惑，促使学生全面、深刻地掌握知识。此外，在教学中，也要重视语言直观的作用。教师生动地讲解、形象地描述，能够给学生以感性认识，启发学生积极思维，培养学生独立解决问题的能力。

4. 从运用直观过渡到摆脱具体形象

在教学过程中，直观展示的目的在于使学生摆脱直观，最终进行抽象的思维活动。因此，教师要鼓励学生将形象思维与抽象思维有效地结合起来，做到感性体验与理性思考的统一。在使用直观教具时，必须有意识地使学生以后不需借助教具也能再现有关表象。

5. 发扬教学民主

教与学是双向的信息交流，其中包含情感交流。护理学教师应注意建立民主、平等的师生关系，创设民主和谐的教学气氛。要鼓励学生发表不同见解，允许学生向教师质疑，对学生的发言和回答不求全责备。在这种情景中，学生心情舒畅，才会动脑筋，积极发言，发挥自己的聪明才智，并得到最大的锻炼提高。

（四）循序渐进原则

循序渐进原则是指护理教学中要按照学科的逻辑体系和学生认识发展、知识掌握顺序进行，使学生系统地掌握护理学基础知识、基本技能，形成系统严密的逻辑思维能力。这个原则又称系统性原则。

在护理教学中，应用循序渐进原则要求做到：

1. 按知识的系统性进行教学

护理学教师要认真研究课程计划，了解各门课程的关联性与区别性，避免各科教学的重复与遗漏。在此基础上认真钻研课程标准、教材，细致了解学生情况。

2. 抓主要矛盾，解决好重点和难点教学

贯彻系统性原则，并不意味着教学要面面俱到，平均使用力量，而是要求区别主次，分清难易，做到突出重点，突破难点，保证教学质量。

3. 由浅入深、由易到难、由简到繁

这既是循序渐进原则的要求，又符合学生的认识规律。由易到难是指教学要从学生熟知的具体事实过渡到抽象的概括。由简到繁是指教学先从比较简单的事实和概括开始，逐步引导学生掌握复杂的本质与概念。这些规则的运用都不是机械不变的。

4.教学环节要有系统性

教师应通过有计划地布置作业、预习、复习、检查、考核、讲评,使学生所获得的知识系统化与综合化,并养成他们系统的、循序渐进的、坚持不懈的学习习惯,克服学习上一曝十寒、急于求成的缺点。

(五)因材施教原则

因材施教原则,是指护理教学要考虑学生的身心特点、知识水平和一般接受能力等方面的个别差异,有的放矢地进行有差别的教学,使每个学生都能扬长避短,获得最佳的发展。

护理教学中贯彻因材施教原则应注意做到:

1.了解学生,从实际出发进行教学

护理学教师要经常了解、研究学生,既要了解全班学生的一般特点,如知识水平、接受能力、学习风气等,更要了解每个学生的具体情况,如学习的兴趣、爱好、注意力、记忆力等,在此基础上采取不同的方法,有针对性地进行教学。

2.正确对待个别差异,使有才能的学生得到充分发展

了解学生的个别差异,是为了发挥他们的长处,弥补他们的短处,做到"长善救失",把他们培养成合格的护理人才。

3.在制定培养方案时,适当增加选修课

由于先天的遗传因素与教育、个人实践等原因影响,学生存在明显的个别差异。这就要求教学内容和教学方法要有所不同。开设选修课,既可以更好地发挥学生的特长,又能培养多层次、多规格的护理人才。

思考题

1.护理教学过程的基本要素有哪些?

2.请举例说明护理教学过程的特点。

3.护理教学的原则有哪些?

4.学生掌握知识、技能的过程有几个阶段,它们之间的联系与区别是什么?

5.结合实际谈谈在护理教学中遵循因材施教原则的意义。

6.在护理教学中我们要如何贯彻护理理论联系临床实践的原则?

第六章　护理教学方法与教学媒体

学习目标

识记：

1. 护理教学方法选择的依据。

2. 常用护理教学方法的基本要求。

3. 教学媒体的功能及选择的依据。

理解：

1. 护理教学方法、护理教学媒体的概念。

2. 传统教学媒体与现代教学媒体在护理教学中的运用。

3. 能正确地概述出常用护理教学方法各自的特点。

运用：

1. 能够选择合适的护理教学方法进行教学。

2. 能够在教学过程中使用现代教学媒体。

第一节　概述

一、教学方法概念

护理教学方法（method of instruction）是护理师生为完成一定的教学任务，在共同活动中所采用的教学方式、途径和手段的总称。

它包含了教师的教法、学生的学法、教与学的方法。教法，是教师为完成教学任务所采用的方式、手段和程序；学法，是学生在教师指导下获得知识、形成技能、发展能力和发展个性过程中使用的方式；教与学方法，是指在教学过程中教师为了完成教学任务所采用的教授方式和学生在教师指导下的学习方式。

二、教学方法分类

从不同的角度，按照不同的分类方法可以将教学方法分为不同的类型，比较常见的有以下几种分类方式：

1. 巴班斯基的教学方法分类

巴班斯基依据对人的活动的认识，认为教学活动的过程主要有引起、调整、控制三个因素,教学方法可相应地分为三大类:组织和自我组织学习认识活动的方法;激发学习和形成学习动机的方法;检查和自我检查教学效果的方法。

2.依据教学方法形态的分类

按照学生认知活动的特点及教学方法的外部形态,把教学方法分为五类,即以语言传递为主的方法、以直接感知为主的方法、以实际训练为主的方法、以欣赏活动为主的方法和以引导探究为主的方法。

三、教学方法的选择

要有效地完成护理教学任务,必须正确选择和运用护理教学方法。常有这种情况,有的教师教学效果不太好,并不是水平问题,而是教学不得法。有的教师还存在重教学内容,轻教学方法的倾向。所以应该注意教学方法的选择。

一般来说,护理教学方法的选择主要依据如下几个方面:

1.教学目标

对教学方法的选择直接起作用的应是教学目标。不同领域或不同层次的教学目标的有效达成要借助于相应的教学方法和技术。教师可依据具体的可操作性目标来选择和确定具体的教学方法。

2.教学内容

教学方法依教学内容而存在,教学内容的逻辑要求制约着教学方法的选择。护理教学中,不同学科的知识内容与学习要求不同;不同阶段、不同单元、不同课时的内容与要求也不一致,这些都使教学方法的选择具有多样性和灵活性的特点。

3.学生的实际特点

学生的实际特点直接制约着教师对教学方法的选择,这就要求教师能够科学而准确地研究分析学生的特点,有针对性地选择和运用相应的教学方法。

4.教师的自身特长

任何一种教学方法,只有适应了教师的素养条件,并能为教师充分理解和把握,才有可能在实际教学活动中有效地发挥其功能和作用。因此,教师在选择教学方法时,还应当根据自己的实际优势,扬长避短,选择与自己最相适应的教学方法。

5.教学环境条件

教师在选择教学方法时,要在教学环境条件允许的情况下,最大限度地运用和发挥教学环境条件的功能与作用。

第二节　护理教学方法

一、课堂讲授法

1.定义

课堂讲授法(lecture method)是指教师运用语言向学生系统而连贯地传授科学文化知识的方法。课堂讲授法作为一种主要的教学手段,与其他方法相比具有相应的特点:

讲授法的优点很多,主要有:一个教师能与许多学生交流;介绍新课题时简洁明了;介绍课本里没有的新知识时讲授法很有效；教师可以把题材系统化后讲授给学生；优美生动的讲授能提高学生的主观能动性。

讲授法的缺点：讲授不能照顾个别学生的需要；讲授的进度不一定适合所有学生；教师可能会存在明显偏好；讲授过程中，学生在很大程度上是被动的；学生得到的是"第二手"资料；随着讲授的进行，学生的注意力逐渐减弱。

2.讲授过程

讲授者需要多方面的能力，包括语言的表达技巧、思维的清晰性、讲授内容的趣味性、演讲者的热情和自信。讲授的主要媒介是讲授者的声音。

3.运用讲授法的基本要求

(1)讲授的内容：要有高度的科学性、思想性。

(2)讲授者的语言：语言应清晰、生动、简练、准确。速度、音量要适中。

(3)学习环境：要求安静、清洁、明亮、空气好、视线清楚、师生气氛和谐。

(4)教师的行为：注意非语言的交流，如手势、面部表情、目光接触等。

(5)讲授要有系统性：讲授应有一定的逻辑性，条理清晰，层次清楚，重点突出，难点突出，使学生习得的知识是一个较完整的知识体系，而不是知识碎片。

(6)讲授要联系实际：护理学是一门实践性很强的学科，教师讲授时，应注意理论和临床实践紧密结合，引导学生理论联系实际，培养解决问题的能力。

(7)讲授应有启发性：讲授可以运用视觉教材等吸引学生的注意力，促进学生积极思考，使学生的思维活动与讲的内容融合，发展学生智力。

二、演示法

1.定义

演示法(demonstration method)是教师通过向学生展示实物、教具作示范性操作、实验等来传授知识和技能的一种方法。

2.特点

演示法能使学生获得感性的材料，加深对学习对象的印象，把理论、书本知识和实际事物联系起来，以帮助学生形成正确的、深刻的概念；能引起学习兴趣，集中学生的注意力，使学得的知识易于理解和巩固。

3.演示法的基本要求

(1)做好演示教具的准备。

(2)演示前要让学生明确观察的目的和要求。

(3)演示时要使全班学生都能看到演示的对象，并引导他们将注意力集中到观察演示对象的主要特征和重要方面上。

(4)演示与讲解、提问结合。

(5)演示要适时。

三、角色扮演

1.定义

角色扮演（role play method）：是运用表演和想象情境，启发及引导学生共同探讨情感、态度、价值、人际关系及解决问题的策略的一种教学方式。

2. 作用特点

角色扮演可寓丰富的教学内容于各种有益的活动情景中，使学生在不知不觉、潜移默化中受到教育。

3. 运用的基本要求

(1)选择情景中所需参与扮演的人数，教师事先确定并描述角色，创设的情景尽可能真实。

(2)教师应注意对整个过程加以指导和控制。表演前，应指导学生学习和接受有关角色的知识；表演中，要指导学生暂时忘记自我，融入角色；表演后，要及时总结，启发学生将角色扮演与临床实际结合起来，将课堂所学知识应用到实践中。

四、以问题为基础的教学方法

1. 以问题为基础的教学方法的产生与发展

以问题为基础的教学方法，是美国神经病学教授巴尔柔斯于1969年在加拿大麦克马斯特大学创立的。目前被认为是一种较好地促进学生评判性思维的教学方法。其特点是，强调以学生为主体，并以促进学生自学动机、提高学生自己解决问题的能力为教学目标。

2. 以问题为基础的教学方法的教育目标

主要讲述知识在临床的应用；发展临床推理技巧；发展有效的自主学习技能；提高学习者的学习动机。

3. 以问题为基础的教学法的应用过程

(1)明确学习目标。选取教材全部或部分内容，教师先讲总论及重点内容、基本概念作为过渡。

(2)学生自学。教师设计辅导材料，根据材料中的病例、思考题等一系列问题，分析归纳相关知识，制定学习计划。

(3)小组成员分工合作，解决问题。

(4)小组内部讨论，分享信息。

(5)各小组将讨论带入课堂，进行讨论分享。

(6)教师讲解并总结。

4. 以问题为基础的教学法在护理教育中的应用

(1)积极意义：促进培养学生的自学能力；增强学生的评判性思维能力；促使基础学科知识与临床实践的统一。

(2)存在问题：缺乏有经验的师资队伍；缺乏丰富的教育资源；学生的适应性差。

五、情境教学法

1. 定义

情境教学法(situational teaching method)是指在教学过程中，教师有目的地引入或创设具有一定情绪色彩的、以形象为主体的生动具体的场景，激发学生主动学习的兴趣，帮助学生理解教材，并使学生的心理机能得到发展的教学方法。常用于专业课的临床教学及训练，作为护理理论课授课的补充及延伸。

2. 情境教学法的特点

具有仿真性、参与性、互动性、灵活性、实践性、趣味性等特点，能够缩短护理理论教学和临床实践教学的差距；在情境模拟的环境中，要求学生将所学知识运用到情境中，在一定程度上提高学生在面对实际问题时解决问题的能力；帮助学生理解和加深已有的知识。然而在情境模拟中，学生的注意力主要集中在对事件发生发展过程的模拟演练，忽视对深层次问题的思考。

3. 情境教学法的基本应用过程

情境教学的组织实施基本包括三个步骤。第一步为准备阶段：教师根据教学目标以及实训基地建设情况编制情境教学案例、创建情境、制作详细的教学活动计划；第二步为实施阶段：分配情境模拟的角色与演练任务、情境演练的准备及实施；第三步为评价反馈阶段：对上一步骤进行讨论、总结和汇报，对是否达到教学目标进行评价与反馈。

第三节 护理教学媒体

一、概述

(一)教学媒体的概念

护理教学媒体(teaching media on nursing)是护理师生在教学过程中承载和传递教学内容的工具、设备，是教师按照规定的教学计划、教学内容，有目的、有计划地向学生传授知识与技能的载体。从本质上看，教师的教与学生的学的活动过程是一种获取、加工、处理和利用事物信息的过程。

按媒体发展的先后可分为两类：一类是传统教学媒体，又称普通教学媒体，包括教科书、黑板、图表、模型与标本等；另一类是现代教学媒体，又称电化教学媒体。按媒体的物理性能可分为四类：一是光学投影教学媒体，如幻灯、投影等；二是音响教学媒体，如录音机、收音机等；三是声像教学媒体，如电视、录像机等；四是计算机教学媒体，包括计算机及其软件系统。

(二)教学媒体的功能

教学媒体的作用主要有：①使学习者接受的信息较为一致，有利于教学标准化；②能有效激发学生的动机和兴趣，使教学活动更为有趣；③能大量提供感性材料，增加学生的感知深度；④设计良好的教学媒体材料能够促成有效的交互活动；⑤设计良好的教学媒体有利于突破难点，提升教学质量和教学效率；⑥有利于实施个别化学习，培养自主学习能力；⑦有利于开展协作学习，促使学习者进行"探索"式的学习；⑧促进教师的作用发生变化；⑨有利于开展远距离教育。

(三)教学媒体选择的原则

1. 依据教学目标选择媒体

教师应选择最能促进教学目标实现的教学媒体。

2.合理利用教学媒体的原则

各种教学媒体都具有自身的特性，在教学中所表现出的功能也有所区别，为了充分发挥教学媒体对教学活动的促进作用，教师需要综合考虑不同媒体的教育功能，作出最佳选择。

3.分析成本和现有条件的原则

决定投资购置某种媒体，在分析成本时需要考虑媒体使用的长久性、兼容性、资金投入等。教师必须从本单位的实际情况出发，选择经济有效的媒体。

4.依据媒体的可操作性选择的原则

选择教学媒体时需考虑教师与学生在教与学过程中媒体操作的难易程度，以及学习场所、办学单位提供使用该媒体的便捷程度。

5.依据媒体的适应性特点选择的原则

教学媒体的选择要适应学生的学习能力及教学情境要求，若是成人教育，可以使用教学信息连续性较强的媒体，若是集体授课，可以选择展示教学媒体信息范围较广的媒体。

二、传统教学媒体

（一）教科书

教科书（textbook）是教学的主要媒体，其优点为：①使用便利、灵活，不受外界环境的限制；②教学信息稳定，能较可靠地传递给学生；③包含相对持久的信息，利于学生控制信息呈现的速度。其缺点为：①信息表现形式较为单调，信息含量小；②提供的信息以抽象经验为主，对学生的理解能力有较高的要求；③学生在阅读教科书时所产生的问题，不能得到及时的解答，在一定程度上限制了学生对教科书的探究学习。

（二）标本与模型

标本（specimen）是经过一定的加工制作，保存下来的完整的、原有的实物原型。标本不受空间和时间的限制，如野生植物、动物或矿物标本等，可以长期保存，通过这些标本，学生可真切地获得对学习对象的结构特征和形态的感性认识。护理教育中常会用到实物标本，一般由护理教研室技术员或专业教师根据教学需求制作，如护理实验室中的护理器械、用具、抢救设备、床单位等，供护理教师授课、学生学习及完成护理操作时使用。

模型（model）是根据教学需求，模拟实物的基本结构特点，经过加工模拟而成的教学工具。模型是实物的替代物，它可以保留实物的全部细节或者进行某些简化，甚至可以拆解或打开一部分，以展示内部结构和模拟运动变化过程。模型可以为学习者提供形象表达，专门设计的套件模型还可让学生自己安装和解体，以帮助学生正确地观察和理解，或训练动作技能。在护理学教学中，模型的使用较广泛，如供各科护理操作使用的人体复苏训练模型、护理人模型等。

（三）教学板与板书

教学板（teaching board）是从事教育行业书写演示所使用的器具，增强学生对教学内容感知的重要媒体。能让教师在授课过程中方便、直观地展现教学内容，让学生对课堂内容形成清晰的思路。教学板具有能写、能画、能擦等功能，使学生更易掌握教材的重点、难点。常用的教学板有黑板、多功能白板等。电子复印白板是目前最先进的教学板，它附带有微型复印装置，以此代替抄板书，节约了上课时间，提高了效率。

板书(blackboard–writing)是教师在教学过程中，通过教学板向学生展示的教学信息，是课堂教学中传递信息的有效途径。相比语言符号，板书在传递信息时更生动、形象、直观，且对教学内容具有高度的概括性，条理清楚，重点突出，字句简洁，教学思路清晰。另外，形式优美、设计独特的板书有利于活跃课堂气氛，有利于学生记忆知识。

(四)图表

图表媒体(graphical media)又称图示教材或图形教材，指无需放映学生就能观看的教学视觉材料，包括图表、图画和挂图。图表是将复杂、有序的客观事物，用简单的图形、表格、谱系等形式表现出来，使读者一目了然的一种文体。可以节省大量的文字性叙述，且条理清楚、重点突出，在护理教学中具有重要的价值。

三、现代教学媒体

(一)光学投影教学媒体

1. 幻灯机(slide projector)

幻灯机是放映透明幻灯片的光学投影设备，利用光学系统将图片或事物的影像放大投射到银幕上的一种媒体。优点：①重量轻，易于操作；②幻灯片容易管理，便于按教学需求选择按序放映、退回放映或定时放映等；③可将临床病例资料，具有明显特征的临床体征制成幻灯片，有利于加深学生对教学内容的认识和理解。缺点：①为了保证幻灯映像的清晰度，在放映幻灯片时需要采取一定的遮光措施；②信息形式较为单一，只有视觉方面的刺激。

2. 投影仪(overhead projector)

投影仪与幻灯机原理基本相同，但结构不同，不同之处在于投影仪直接书写胶片薄膜就可以操作，然而幻灯片必须通过照相或其他方法制成幻灯片之后才可放映。优点：①投影的图像亮度相对幻灯机高，影像具有清晰、稳定的特点，有利于集中学生的注意力。②教师可根据教学需求自行绘制，可替代教学板的功能，教师在授课时直接面对学生，可边写边讲，方便教学。③直观性强。教师可以将多层复合投影胶片，通过叠加和平面旋转的方式展示事物运动的发展过程，便于学生仔细地观察事物的静态特征和细节。缺点：投影仪不能自动连续地展示图像，并且投影效果在一定程度上受制于教师的技巧。

(二)音响教学媒体

音响教学媒体(sound media)是以电声技术为基础发展起来的教学媒体，能将声音信号记录储存，经过加工处理后放大播出并进行空间传播。在音响教学媒体中，录音媒体在护理教育中的运用较为广泛，如利用录音进行《健康评估》课程的学习，帮助学生感知和鉴别各种肺部杂音和心脏杂音，教师也可充分利用录音媒体提供的教学信息，根据教学内容和教学目的的要求，指导学生进行练习。其优点为可重复放音，反复收听，不受时间限制，有利于加深理解并可保存较长时间；教师或学生可根据教学的需要对录音磁带进行剪辑，删减或增加信息。缺点是录音、放音费时，准确定位较困难。

(三)声像教学媒体

声像教学媒体(audio - visual media)是指将静止或活动的图像转为视频信号和磁信号,并进行储存、传输和播放的一种教学媒体。声像教学媒体可以真实地展现各种活动的事物,具有丰富的表现力和广泛的应用领域,目前使用较广的是电视和录像。电视是一种独特的学习资源,电视可以将信息及时、远距离、大范围的传播,是重要的远距离教学媒体。电视可以把教学的程序与学生认知过程紧密结合起来,促进学生的学习过程,通过丰富多彩的表现手段能创造出引人注目的可感知的形象来表述概念和表达思想,可引起学生注意、加强学生记忆。录像可以对电视节目进行记录、存储、重放,学习者可以方便地控制操作录像机,按照自己的时间、节奏进行学习,适合于个别化教学或集体学习。在护理学科领域,电视和录像常用于展示各种护理操作技术及临床各种疾病的机制。

(四)计算机教学媒体

1.电子计算机

计算机管理教学与计算机辅助教学是计算机在教学中应用的两种形式。计算机管理教学(computer managed instruction,CMI)就是利用计算机系统收集、储存和管理与教学有关的各种信息,帮助教师管理和指导教学过程的一种信息处理系统。计算机辅助教学(computer assisted instruction,CAI)是在计算机辅助下进行的各种教学活动,以人机对话的方式进行教学,为学生提供一个良好的个人化学习环境。计算机管理教学的主要功能有:①收集学生学习情况的反馈信息;②监督与管理有关教学活动;③编制试题和进行评分。运用计算机可将大量的习题存储在数据库中,建立题库,再根据教师的要求生成试题,并对学生的答卷进行评分、统计和分析。

2.多媒体计算机技术

多媒体计算机技术(multimedia computing)是指运用计算机综合处理多媒体信息的技术,包括将多种信息建立逻辑连接,进而集合成一个具有交互性的系统。多媒体计算机辅助教学(multimedia computer assisted instruction,MCAI)引入教学领域后,教学材料呈现生动形象、人机交互手段多样化、操作使用简便,可以根据学习者的认知特点决定不同学习内容的呈现和使用方式,符合认知学习理论关于学习者获取知识的基本原理,使计算机辅助教学的发展进入一个新阶段。

思考题

1. 护理教学中常用的教学方法有哪些?
2. 如何选择教学方法?
3. 分析以问题为基础的教学方法在护理教育中的应用。
4. 简述电视媒体教学的主要特点。
5. 简述教学媒体的主要功能。
6. 媒体教学中应该如何选择教学媒体?
7. 你如何理解教学媒体在教学中的作用?
8. 随着科学技术的不断发展,原有的教学媒体会被更先进的教学媒体所替代吗?为什么?

第七章　临床护理教学

临床教学是护理教学的一种特殊组织形式，是护理学生从学生到护士、从学校到社会过渡的一个重要阶段。通过护理临床教学指导学生学会如何运用理论知识解决临床实际问题，能够锻炼学生的专业实践能力，培养学生发现问题和解决问题的能力。因此，为了保障临床教学的质量，为国家培养出高素质的护理人才，临床教学必须有明晰的教学目标、理想的教学环境、优秀的师资力量、丰富多样的教学策略以及科学的评价方法。

第一节　概述

一、临床教学的起源

临床教学（clinical teaching）最早起源于文艺复兴时期的欧洲。当时的教学方式为教师在课堂上描述患者和疾病的情况，学生并不跟患者直接接触。而最后的考核也仅仅是通过考查理论知识，便可获得毕业证书和执业证书。后来，一些人文主义者发现这种教育方法脱离临床实践，影响和阻碍了医学的发展，便提出面向患者进行临床教学、重视临床实践的观点。

二、临床护理教学的概念

"临床（clinical）"是指对患者进行直接的观察（是指任何为患者或服务对象提供健康服务的场所，并不局限于文字上的"床边"或狭义的"病床"意思）。施韦尔（Schweer）对临床教学的定义为："为学生提供把基础理论知识转化为以患者为中心的高质量护理所必需的不同的智力技能和精神运动技能的媒介。"根据对临床教学的界定，临床护理教学是帮助护理学专业的学生将课堂上的专业知识和技术运用到临床实践中，使其获得专业技能、态度和行为的教育组织形式。由于护理实践范围的扩大，临床教学的场所不仅仅包括医院，也包括家庭、学校、社区各类医疗卫生预防保健康复机构。此外，学生还可能被安排在托儿所、幼儿园、学校、工厂等实习。因此，临床教学可发生在任何有老师、学生和护理服务对象的场所。

第二节　临床护理教学的目标

临床护理教学的目标包括三个方面，即知识、技能及态度。

一、知识方面的目标

临床护理教学的知识目标主要包含两个方面：一是具体事实或者信息知识的目标；二是如何将理论知识用于指导临床实践。后者包括问题解决、批判性思维、临床决策等高层次认知技能。

1.基本理论知识

学生通过在学校的学习，已经掌握了各学科的理论知识，为临床实践奠定了一定的理论基础。在临床实习中，学生将这些理论知识运用于实践，并在实践中巩固和验证这些知识，与此同时学生在临床还能够接触到大量的在书本上没有的知识，例如各专科治疗和护理的新理论、新方法以及新进展等。因此，学生将会不断充实和更新自己的知识体系。

知识领域目标陈述举例：能正确阐述疼痛的理论及护理知识。

2.高层次认知技能

（1）问题解决。临床护理实践过程中学生会接触各种各样的患者，并且在对患者的护理过程中会遇到大量有待解决的真实问题。而获得正确分析、有效解决这些问题的能力是临床护理教学的重要目标。而初入临床，学生缺乏这些能力，为了达到这一教学目标，临床护理教学老师应当将学生置身于真实问题的情境中，并采用适当的教学方法来培养。

问题解决目标陈述举例：学生能够提出缓解患者焦虑的多种护理措施。

（2）批判性思维。批判性思维是护士作出正确临床决策的重要能力，也是护理教育的一个重要目标。有效的临床教学活动能够为学生提供机会，在复杂的健康保健环境下观察、参与和评价护理活动，从而发展学生在护理专业领域的批判性思维能力。

批判性思维用于护理程序中的目标陈述举例：学生提出缓解患者焦虑的多种护理措施，并指出选用每种措施的理由。

3.临床决策

在临床护理实践中护士往往需要作出关于患者、护理人员以及临床环境等的决策。临床护理教学应当促使学生参与到真实决策制订的过程中，以实现该教学目标。

决策制订目标陈述举例：学生能选择一种缓解患者焦虑的最佳方法，并陈述理由。

二、技能方面的目标

在复杂的医疗卫生环境中开展护理工作，护士除需具备扎实的理论知识外，还应具备熟练的护理操作技能、良好的人际交往能力和组织管理能力。

1. 操作技能

操作技能指在不同条件下，以熟练、稳定、持续的速度进行某项操作的能力，它包括基础护理操作技能和专科护理操作技能。操作技能有时也被人们称为"动手能力"，虽不是护理技能的全部，但却是护理实践非常重要的部分。操作技能的学习需要不断地反复练习及反馈，以便使操作更精确、更熟练，直至达到预期目标。因此，临床教学应给学生提供大量的实践机会并给予其及时、有效的反馈。针对某些侵入性的护理操作，如静脉穿刺、插尿管等，学生需要在护理教研室反复练习并且达到熟练的标准后再用于服务对象。

操作技能目标陈述举例：能够按照操作标准成功实施静脉注射。

2. 人际交往能力

临床护理实践过程中，不可避免要与许多人进行交流沟通，面对不同文化背景、不同知识层次的人群，护士需要良好的人际交往能力，其中护患沟通最为重要。因此为了发展学生的人际交往能力，临床护理教学应当提供机会让学生与患者沟通交流，建立起治疗性关系，与其他专业人员建立起相互协作的关系。

人际交往能力目标举例：能与服务对象建立良好的人际关系。

3. 组织管理能力

在临床实践中，护士每天都需要承担大量的护理任务，并且要在规定的时间内完成，为了能够有效地、及时地完成护理任务，护士必须具备组织管理能力。因此，在临床护理教学中，必须注重对学生组织管理能力的培养，使得他们能够高效、高质量地完成护理工作。

组织管理能力目标陈述举例：能够在指导下有效地承担糖尿病患者个案管理的职责。

三、态度方面的目标

学生通过在校期间的学习，已经初步形成了关于护理专业、护士角色等的理解，在进入临床实习后，学生有机会对此进行检验，并且修正、巩固和发展更加明确的、更加坚定的专业价值观。因此临床教学应当为学生提供专业的角色榜样，以促使学生形成正确的态度和价值观念。

态度学习目标陈述举例：能认识到自我提高的重要性。

第三节 临床教学形式

护理的临床教学形式主要包括两种：临床见习和临床实习。

一、临床见习

临床见习(clinical observation)是指在讲授专业课期间，为了使学生能将所学的理论知识能够与护理实践相结合而进行的一种教学模式。一般是在学习理论课之后，由教师带领学生到相关科室，通过看、问、想、操作等教学活动，使理论与实践相结合，巩固和加深在课堂上学到的理论知识。例如学生在课堂上学到静脉输液，并且在实践课上进行了操作训练，由教师带领学生去输液门诊，观察护士的操作，然后在护士的指导下进行静脉输液的操作。通过见习，学生可以更加深刻地理解静脉输液的意义、操作规范、操作要点，并且还能够了解静脉输液相关的规定和制度，以及制订的意义，从而有助于培养学生良好的职业态度。

临床见习的基本环节分为：

1. 见习前的准备

护理专业课的见习安排主要是根据院校的课程参照教学大纲来组织的。在见习前，院校教师需提前与医院管理部门、相关科室做好沟通，使医院了解学生见习的内容和要求，并给予积极的配合。此外，教师应当提前到达见习点，选取所需要的病例作为见习对象，向其做好解释工作，以取得他们的理解与配合。然后有序地组织好学生进行见习，使学生了解见习的目的，并且向其讲解见习的内容、方法、要求及注意事项。

2. 见习期间的组织

见习期间总的要求是让学生认识各种疾病和各项护理操作。学生在教师的指导下学习如何与患者接触、问病史、写病历，学习检查身体的基础方法并辨别异常体征和正常体征，学习临床的思维方法以及对病情观察的要点，并有计划地安排观察和学习临床诊疗、护理技术操作。

根据学生人数及科室具体情况对学生进行分组，每组6～7人为宜，每组均由一名院校护理学教师带教。带教一般是指教师带学生进入病房实习，一般以讲解、示教、床边提问、查对和指导等方法为主。在病房带教中，这些方法可以交替灵活使用。在见习初期，主要是靠教师讲和示教，而在后期则以学生活动为主、教师指导为辅，教师讲解和示教的内容少一些，而对学生的提问、查对和指导多一些。

带教最禁忌的是脱离患者的单纯授课，必须以床边带教为主。即使是在床边，也应当以能够让学生参与的讨论式为宜，并且给学生接触患者的机会。因为同一种病在不同患者身上的表现可能是不一样的，只有通过接触大量的患者，才能真正取得理论联系实际的效果，这也是护理专业实践的特点决定的。

二、临床实习

临床实习(clinical practice)，又称生产实习或毕业实习，是指全部课堂教学完成后，集中时间对学生进行临床综合训练的一种教学形式。临床实习是护理教学过程中一个十分重要的教学阶段，是继续完成和达到教学计划所规定的培养目标的最后阶段，也是整个专业教学计划的重要组成部分。临床实习通过安排学生到科室承担护士工作，可以巩固学生的理论知识和实践技能，培养良好的职业道德和行为，同时临床实习还是检验教学质量的一种重要手段。

组织临床实习的主要环节如下：

1. 全面认识临床实习的目的

临床实习的目的是使学生能够将所学的理论知识和技能用于指导临床实践，通过全面参加临床实践来巩固和充实所学的理论知识和操作技能，培养学生科学的思维能力，严谨的工作态度，优良的工作作风，为以后独立从事护理工作打下良好的基础。

2. 联系安排实习场所，建立实习基地(医院)

取得实习基地(医院)的支持是搞好实习的前提。因此学校应该选择具有一定资质和带教能力，最好是有带教经验的综合性医院作为自己的实习基地(医院)。

3. 制定实习计划和大纲

院校应该根据课程的计划编写出相应的实习大纲、实习讲义，以及制定学习管理制度。

在此基础上，院校教师应该与实习基地的临床教师做好沟通，共同为学生制定完整的、切实可行的实习计划。实习计划包括：目的、要求、实习科室、实习内容、实习形式和方法、轮转安排、带教师资、实习考核和评定方法、起止日期等。

4.加强临床实习的指导和组织工作

指导和组织工作是完成实习任务的关键。每个实习基地（医院）都必须在基地负责人（一般是指负责教学的副院长、医院教学管理部门负责人、护理部教学负责人）的领导下组织科护士长，成立该基地的实习指导小组。每个科室均应有一名专门负责实习带教的临床教师（总带教），执行和落实实习计划，建立健全考核机制，作出具体的实习安排，以保证完成任务和任务完成质量。

学生在进入临床实习后，院校管理部门和负责老师应该经常与实习基地联系和沟通，了解学生的实习情况，而且一直与学生保持沟通，及时了解和帮助解决学生在实习期间遇到的问题和困难。

第四节　临床护理教学策略

同课堂教学一样，临床教学可达到多重目标，因此要采用多种策略。教学策略可分为直接教学策略和间接教学策略。直接教学策略以带教老师为中心，主要由带教老师提供知识信息，带教老师以讲授、示教等最直接的方式将理论、规则和操作技术传达给学生，如临床带教制等。而间接教学策略适合对教学概念、模式和抽象理论的学习。间接教学策略是由教师给学生呈现相关材料、事件的形式，要求学生根据这些信息得出结论，如体验学习法、临床实习、讨论会、个案法等。下面介绍一些临床教学中常用的教学策略。

一、临床带教制

1.概念

一名护理学生在某一段时间内固定跟随一名护理人员（带教教师）学习的形式被称为带教制（preceptorial model）。这位临床教师通常是由一位具有丰富临床护理经验的护士来担任，既要从事常规的护理工作，同时负责对实习学生进行指导、支持并作为实习学生的角色榜样。在这种教学模式中，带教教师为实习学生提供个体化的指导，并促进其专业角色的习得。

2.方法

在带教过程中，实习学生全程跟随带教老师一起工作，学生可全面观察带教老师护理工作的全部内容和方式，包括执行各种护理操作、对患者的病情观察与病历记录、与各类人员的沟通、危重患者抢救技术、护理计划的制订、对患者实施整体责任制护理措施的情况等。在观察的过程中，学生会受到潜移默化的影响。同时，学生可对观察内容中的任何疑问向教师提问，以便获得更清楚、准确的解释。学生除观察学习之外，带教教师还需按照教学计划，根据学生的具体情况，安排其大量动手实践的机会，并给学生提供反馈，帮助学生在理论、技能、态度三方面都得到发展，逐步胜任临床护理工作。带教教师除对学生指导外，还要与学生进行沟通，关心学生思想、生活、实习等方面的情况，与学生之间建立和谐的师生关系。

3. 评价

临床带教制对带教老师、实习机构、护理学生各方面来说都有其优缺点。

（1）对带教老师和实习机构的利弊。

带教制对带教教师和实习机构都有很多好处。护理学生的出现能够强化带教教师的专业发展、教学能力和教学技能。由于病房环境里工作随机性强，患者病情变化快，带教老师需要根据临床上瞬息万变的现象对学生进行讲解，并解答学生各种各样的疑惑，带教教师在与学生分享其临床知识与技能的同时，也面对学生现场提出疑问和挑战的刺激，从而提升自己的理论知识和实践技能。学生还可以协助带教老师完成一些护理科研或教学项目。对于实习机构来说，让护士承担教学任务，也是提升护士综合素质的一种方法。同时，学生在实习机构实习也给实习机构提供了挑选新护士的机会。

带教制最大的缺点是时间投入问题。由于病房护理任务繁重，而护理人员又相对缺乏，有些实习机构不愿意实行带教制。对于带教教师来说，在指导学生从事临床护理工作时，必须要比自己单独完成工作时付出更多的时间和耐心，由此增加了带教教师的工作负担，特别是在工作繁忙之时。

（2）对护理学生的利弊。

护理学生能够从带教制中获得多种利益。学生通过与带教教师一对一的学习，学生参与临床护理实践全过程，包括夜班、周末工作的参与，能较快地熟悉和适应临床工作流程、内容、方法，有疑问时可以立即提出，并得到满意答复，加强了临床教学内容的稳定性、系统性和逻辑性，通过带教老师的指导和示范，逐步提高自身工作能力而成为称职的护士。然而，带教老师的工作程序或工作方式，可能会与书本上的相关内容不一致，例如带教教师实施护理操作的步骤、方法等。另外，带教老师所分管的患者不一定能满足学生学习的需求。

4. 注意事项

（1）认真选拔带教教师。在带教制中，为了保证高质量的临床护理教学，要注重对带教教师的选拔。可根据以下标准进行选择：①取得等于或高于带教学生层次的学历；②具有从事带教工作的热情和愿望；③具有丰富的临床护理经验和技能；④有良好的沟通和协调能力；⑤有一定的临床教学经验和教学技能；⑥有成熟的专业角色行为和良好的心理品质；⑦尊重及爱护学生。

（2）院校与实习机构的密切配合。在实习之前，护理院校应将实习大纲和具体的要求发给学生、实习主管部门及带教教师，使大家明确各自的任务、教学目的等。学校教师还要定期征求学生和带教教师的意见，了解带教过程中出现的问题，并帮助解决。临床教师也应该定时将学生实习过程中出现的问题向学校反映。

二、体验学习法

1. 概念

体验学习法（experiential learning），又称经验学习法或反思学习法，是指在设定教学目标的前提下，让学习者在真实或模拟真实的环境中，体会自身的经历或观察事物，然后在反思和与他人分享感悟中构建知识、技能和态度的一种教学方法。其最大的特点是通过学生自己的积极实践来学习，而不是通过听别人讲述或者自己阅读来学习知识。

2.过程

体验学习法不是一个自发的过程，而是一个严谨设计的过程。根据美国社会心理学家和教育家戴维·库伯（David A. Kolb）的体验学习理论，体验学习法的过程（图 7 – 1）首先是学生亲身经历某方面护理实践产生体验或感受，然后与小组同学交流、讨论，这样就为更好地分析、区分和澄清这一经验提供了机会，学生能够明确自己学到什么，发现什么；然后，学生将反思和体会到的结果进一步抽象，形成一般性的理论或结论；最后，学生要将本次发现的结论运用于新的实践。

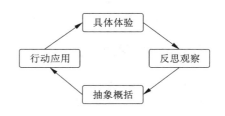

图 7 – 1　体验学习法的过程

由此可见，体验学习不仅包括经历事件，还包括一系列反思的过程。反思过程由以下 3 个阶段组成：第一阶段，回到所经历的情境（或回到经验）当中去，即回忆"发生了什么事？"在这一阶段，主要是鼓励学生回想当时发生的整个经历，描述出现过的错误，但是并不对此进行任何评价。第二阶段，专心于感受（注意感觉），即"学生的感觉怎么样？"这一阶段的目标是让学生体验有关那个经验的感受，并鼓励他们运用那些积极的感受，例如得到了患者的称赞后的愉快感受。对于那些给学生造成压力的、消极的感受，例如患者对学生不信任而拒绝学生的护理操作，教师需要设法帮助学生消除，如鼓励学生将这些感受向他人倾诉出来。排除这些消极感受的做法有助于促进学生更加高效地学习。第三阶段，重新评价阶段，即"这意味着什么？"最基本的是让学生把这次经验与原本对此经验的想法和感受联系起来，并且检验它们之间的相互联系。这个反思过程模式需要被反复实践利用，直到学生执行时得心应手。

3.体验学习法的形式

（1）体验学习日记。体验学习日记是一个鼓励学生进行反思的行之有效的方法，在学习日记中，学生除了记录自己所经历的具体事件，还要描述他们对事件的认识、感受及体会。

（2）反思性小组讨论会。每次实习结束时，组织学生进行反思性讨论。在讨论中，学生不仅可反思自己的临床经历，同时可以参与讨论其他同学的经历，分享他人的感受，从而开阔自己的视野。因此，教师给学生提供讨论的机会对学生的学习十分有益。

（3）实地参观学习。学生的实习地点包括医院、社区等，如家庭访视。组织学生进行家庭访视前，应向学生解释访视的目的、内容、要求以及注意事项。在访视结束后，安排学生向老师及其他同学汇报心得体会，从而促进反思。

（4）应用课题。课题的应用包括两种形式，一种是个案研究，一种是小型科研。个案研究是让学生针对一个具有代表性或者特殊性的案例进行较为深入的研究，促使学生综合运用各种知识进行全方位的评估，找出护理问题，制定护理计划并实施，评价护理效果；小型科研是指学生在教师的指导下，选择临床上的一个小课题，进行科研程序的训练，包括如何选题、实施、质量控制、统计分析、撰写科研论文等。这种形式不仅锻炼学生的科研能力，同时还能够促使学生对某些临床问题进行深入思考。

4.体验学习法的优缺点

体验学习法促使学生主动思考问题，培养临床护理思维。大量的思考经历和体验，能够为学生提供解决临床问题的可参考的经验。然而由于学生临床直接经验不足，理论知识和临床实践脱节，因此在主动思考时，难以进入深层次的思考。同时，体验学习法要求学生对专业有着浓厚的兴趣，才能激发学生思考的热情。

三、临床实习讨论会

临床实习讨论会(clinical discussion and conference)是一种重要的临床教学活动。学生通过这种形式的活动，可以分享观点和经历，发展解决问题和批判性思维的技能，学会与他人合作，锻炼和提高口头表达能力。为了有效地开展临床实习讨论会，必须了解其目的、讨论中问题的层次、老师和学生各自的角色、如何实施。

1.临床实习讨论会的目的

临床实习讨论会可以促进学生多方面的学习：评估自己的学习；发展解决问题、决策制定和批判性思维技能；获得丰富的临床经验；发展小组合作学习的技能；以及锻炼提高口头表达能力等。不要求每一次讨论都能达到以上所有的目标，但是教师必须清楚每次讨论会的意图，使其达到特定的目标。

2.讨论中问题的层次

教师在讨论中提出问题的层次是学生能否达到学习目标的关键。在临床实习讨论会中，教师要注意提高问题的层次，避免被低质量的问题主宰。布鲁姆认知领域的目标分类可作为问题层次的依据。

布鲁姆的目标分类包括从低到高的6个层次：知识、理解、运用、分析、综合、评价。根据这6个层次的目标，可以设计不同层次的问题。在讨论会中，老师可以先问学生一些关于事实的简单、基础的问题，然后逐步过渡到需要对事实的理解才能回答的问题，再问一些关于概念和理论的运用、分析的问题，对不同来源材料的合成以及评价等高层次的问题。下面列出的是认知领域6个层次的描述及问题的例子。

(1)知识：回忆事实和具体信息；记忆事实。例如：

"高血压的定义是什么？"

"这种类型的呼吸困难被称作什么？"

(2)理解：转移描述、解释。例如：

"告诉我，患者呼吸困难的具体情况。"

"这个检验结果，如血小板降低意味着什么？"

(3)应用：将知识应用到新的情境中。例如：

"根据马斯洛需求理论，为什么这些措施很重要？"

"告诉我有关王先生的症状及相关病理生理变化。对这些变化进行监测有何重要性？"

(4)分析：将材料分解成部分及识别各部分联系的能力。例如：

"你对这个家庭作出了何种推断？还有哪些其他的方法值得考虑？"

(5)综合：发展新观点及材料的能力，将元素结合形成一个新产品。例如：

"制订一份糖尿病患者出院后的护理计划。"

(6)评价：根据内在、外在的标准作出判断，评价达到预期目标的程度。例如：

"表明你对开展临终关怀服务的立场。对你的立场提出理论依据。"

"护理人员进行护理操作时与患者缺乏沟通会对护理质量造成什么影响？"

仅问低层次的问题达不到培养学生高层次认知能力的目标。因此，临床教师需意识到这个问题，并且有意识地设计高层次的问题，并提高自身提问的技能。

3. 临床讨论会的形式

根据讨论内容、主题或开展时间的不同，临床讨论会具有多种不同的形式，它们包括以下4个方面：

(1)实习前讨论会，是指在临床活动开始前进行的讨论。实习前讨论会上，教师要明确并澄清实习的目的、安排实习的理由和学生实习的内容及希望达到的目标。讨论会由临床教师主导，教师事先为学生选好病例，学校教师和临床教师共同安排备课，学生在讨论中可以提问有关其在临床实习活动中遇到的问题、弄清楚患者的护理及临床实践方面的问题，与教师和同伴分享自己所关心的事情。实习前讨论会，有助于学生识别患者的健康问题，制定护理计划，为临床学习活动做准备。

教师的职责是评估学生是否具备了完成实习活动的必要的知识和能力。通过实习前讨论会，教师通过提问或参加学生课堂学习等多种评估方式了解学生的知识和能力水平，从而给予相应的指导和建议。实习前讨论会可以以一对一的形式，或一个老师对若干名学生的形式。讨论时间因人数多少而异，不能太长。有学者提出，师生人数比按1:10比较合适，实习前讨论会时间以半个小时为最佳。

(2)实习后讨论会，是指在每次实习活动结束后举行的讨论。实习后讨论会给每位学生提供了一个重新认识分析自我的机会。此时学生需要介绍的内容主要有：当天对患者采取的主要护理措施、这些措施与护理目标和理论的相关性、措施是否有效，实习过程中遇到的问题以及自己是如何处理的、感受及意见。学生可以提出自己在有关护理患者方面的疑问，可以向其他同学或老师请教，请求给予进一步的解释，同一小组成员在讨论会中可以分享彼此的经验和情感。

教师的角色是引导而非主导，实习后讨论会主要是学生自己主持，教师从整体上把握控制会议的进展，鼓励学生思考和努力引导每个学生发言，并对一些信息进行把关和反馈，最后，对讨论进行总结。讨论的时间根据参加讨论的人数多少而定。有学者主张，师生人数比按1:10比较合适，实习后讨论会时间以1个小时为宜。

(3)专题讨论会，是指小组就某些专题进行讨论。这些专题的范围很广泛，可涉及临床实习、专业问题和社会、经济、文化、政治等方面的问题。题目可由老师指定或学生提出。

(4)重要事件讨论会，是就小组同学在实习中遇到的重要事件进行讨论。讨论时，首先由教师或学生以口头或书面的形式介绍该事件给全组成员。然后小组展开讨论，讨论过程中教师或其他学生可以提问有关事件的细节以得到充分的资料来发现问题所在，然后提出解决方法，并向小组介绍自己的方法，或者学生也可以以小组工作的形式共同制定解决问题的方案。讨论结束时，由教师或介绍事件的学生，报告实际发生的情况，并澄清学生中可能存在的错误理解。

4. 临床讨论会的实施指导

为促使临床讨论会有效实施，必须注意一些关键环节，如讨论会的准备、讨论的实施、讨论场所的安排、讨论前的准备、师生双方的角色(表7-1)、讨论的结束等。

(1)讨论的准备。临床教师需负责讨论会的准备工作，包括讨论的场地和讨论本身的准备。讨论的场地可以选择在实习机构的小教室，与其他讨论活动一样，座位可设置为圆形、半圆形或 U 型,以便于讨论。小教室内应配有黑板(白板)、投影仪等教学工具,供老师和学生使用。

教师需要事先对讨论会做好充分的准备,应考虑下列问题:①确立讨论所要达到的目标。②计划讨论的时间。③设计讨论中的问题,并按顺序排列这些问题。老师记录下这些问题,如有必要,可事先告诉学生。对复杂案例的分析,如需要学生事先准备讨论,可将案例资料提前发给学生,以便学生提前阅读案例和查阅相关文献。④设计讨论进行的过程,所有实习学生都一起参加讨论,讨论时先将所有的实习学生分为大小合适的小组进行讨论,一般 2 ~ 10 名学生组成一个组讨论,结束时再将所有学生集中起来共同分享讨论结果。

(2)讨论的进行。在讨论会进行过程中,老师需熟练运用提问技巧,对学生进行提问。对同一个问题,可以请不同的学生回答,鼓励学生勇于发表自己的看法,提出对问题不同侧面的看法或对问题尽可能多的解决方案。在没有人回答的时候,教师应该提供一些暗示。对学生每次的回答都要给予点评和反馈,即使是发现学生的思路或方法不正确,也不要急于打断,并且评价时针对问题而不针对学生个人,使讨论的气氛热烈而开放,达到促进学生高层次认知技能的发展等目标。

(3)讨论的结束。讨论结束时所有护理学生集中在一起,对讨论的内容进行总结,共同分享讨论的成果,并指出讨论对临床学习的意义。教师应对讨论进行总结。

表 7 - 1　老师、学生在讨论中的角色

讨论中的角色	角色行为
教师	计划讨论 提出供讨论的问题、事件、案例等 设计讨论问题 协助讨论的实施并鼓励学生参与 创造并维持一种开放、补充思想、观点的气氛 控制时间 避免讨论偏离主题 控制讨论现场秩序 提供反馈
学生	为讨论做准备 积极参与 与小组同伴合作制定解决问题的方案或作出决定 审视不同的观点 能够为达成小组共识而愿意修正自己的观点
师生共同	总结讨论所达到的目标 将讨论与理论、科研相结合 识别本次讨论对其他临床学习活动的意义

四、临床查房

临床查房（clinical ward round）包括医疗查房和护理查房。临床查房是一种常规的、有效的治疗和护理工作方式。在临床实习期间，通过参加医疗和护理查房学生可以学到许多书本上学不到的东西，可以促进学生护理患者综合能力的发展。

1. 医疗查房

医疗查房是医生每天的常规工作，以便明确对患者的诊断、治疗、检查等问题。临床护理教师应该为学生提供机会参加自己所负责患者的医疗查房，使学生清楚地了解患者的病情及治疗情况，以利于护理计划的制定和实施。

2. 护理查房

护理查房时对一位或者若干患者在床边进行观察、交谈，了解患者的身体和心理状况，通过对病史和其他资料的回顾，讨论护理方案及其效果，并在此基础上调整护理方案。护理查房是一种常规、有效的护理工作方式。

护理查房通常在患者的床边进行，可由护士长或高年资护士主持，也可由学生主持。临床护理教学中，可以先让学生观察老师主持查房的形式，然后再由学生来主持。为了更好地介绍患者、展开讨论以促进批判性思维，主持查房的学生可按下列步骤进行：①陈述选择该患者查房的理由，例如可能是因为患者护理的复杂性、护理中的创新性等；②介绍患者的资料包括：患者的背景资料，患者生理、心理、社会等方面的评估结果；③分析可能的护理诊断；④形成并评判护理诊断的描述；⑤识别影响达到护理目标的因素；⑥讨论护理措施、相关的文献和研究，以及可能影响所建议的护理措施的因素；⑦探讨所获得的见解，将此患者与其他类似患者进行比较，找出不同的解决问题的方法。

查房过程中学生可以与患者交谈，对患者进行体格检查或示范有关的护理操作。学生需要回答其他学生提出的问题，不能解决的可以请教带教教师。这时教师的角色是顾问，澄清查房中某些不清晰的观点，协助学生使查房围绕预定的目的进行，控制查房的节奏，教师也可以就关键问题进行提问或强调。对于敏感性的话题，应在床边查房结束后到其他地方进行讨论。

通过护理查房，可以给学生许多锻炼的机会：①识别患者的问题；②评价护理及其他措施的效果；③与同伴分享临床知识，找出自己的差距；④对患者的护理形成了新的观点；⑤明确了满足患者需求的其他方法；⑥批判性地思考自己及同伴对患者所提供的护理；⑦与一同查房的老师、同学交流有关患者护理及护理实践变革的看法。

五、病室报告

病室报告（ward reporting）是指每天在固定的时间里，所有的护理人员在一起报告每个患者的情况，并对护理情况进行讨论。当实行责任制护理时，每个护士都要报告自己负责的患者的情况，护士长和其他护士就患者病情、护理措施等特殊方面提出疑问，大家共同讨论。学生参加病室报告会，可以学到更多的护理患者的知识。

六、病例讨论会

病例讨论会（case discussion）是对病房内的疑难病例、典型病例进行分析和研究，并总结护理上的成功与失败之处。讨论会通常由一个护士介绍案例，包括患者的病情，所采取的治疗、护理计划及实施情况等，然后所有的护理人员一起讨论。护理学生也可以进行报告，参与讨论。这样可以使学生感觉到自己是病房护理人员中的一员，同时还可以增强其在公众场合表现自我的能力。理想的情况下，应该邀请病房里所有护理人员参加讨论会，对某一个或某几个患者的护理进行全面的讨论和评价。病房讨论会可以帮助大家对患者问题进行全面了解，并且对患者所得到的护理进行评判性的分析。这对于学生、护士和患者都大有益处。

七、专题讲座及研讨会

专题讲座及研讨会(subjective lecture and workshop)是请在某一专业领域学术造诣较深的专家就临床护理发展的新概念、新理论、新方法、新技术等进行讲座和报告，以期拓宽学生的视野。在临床教学中，可以采用专题讲座及研讨会的方式拓宽学生的知识面，促进学生对最新护理进展的了解。研讨会是由专家及学生共同对某一个专题进行讨论，各位参与者充分阐述自己的观点，进而加深对这一问题的认识。这些新颖的知识容易引起学生的兴趣，激发学生对专业的思考和热爱，为以后的工作和学习提供参考。

有关人员要做好专题讲座和研讨会的组织工作，需要事先制定详细的计划，选择合适的时间和地点，并与报告人取得联系，鼓励学生积极参与和记录，并进行总结。在报告会或研讨会中，要鼓励学生的创新意识。

第五节　临床护理教学中的伦理与法律问题

临床教学是在一个复杂的社会环境中进行的。临床教师、学生、医护人员以及患者等均有其角色、权利和义务，但他们之间有时又互相矛盾。尤其是在当今复杂的医疗环境下，医患矛盾日益凸显，有些矛盾如果处理不好可能会导致伦理、法律方面的问题。应当注意预防并妥善处理这些问题，以保证临床教学的安全和质量。

一、临床教学中的伦理问题

伦理规则包括对人的尊严、自主性及对自由的尊重；有益性、公正、正直、忠诚等。护理学家利亚·柯廷(Leah Curtin)认为伦理规则是护理专业的重要特性。随着社会的变迁、科技的发达、价值观的转变，以及护理逐渐向专业化、人性化及整体化演变，伦理的问题开始由简单变得复杂。在临床护理教学中所涉及的伦理问题主要有以下几个方面：

1. 学习者在服务场所中的问题

绝大部分临床教学活动都发生在有服务对象存在的场所，这些场所不仅包括医疗机构如医院、康复中心等，也包括家庭、社区及学校等场所。护理人员的责任是为患者提供直接的护理服务，而实习学生则是以学习者的身份存在。在护理服务机构中，患者都期望得到高质量的护理服务，而为学生提供学习的机会处于次要地位。这时涉及的伦理原则是"有益性"，即护士有责任为患者提供最优质的护理服务，保证患者的安全不受到任何侵害。而实习学生在护理服务场所学习，当教师给学生动手操作的机会时，这项原则就有可能被违反。

另外，作为带教教师，护士需要花费大量的时间和精力来指导学生，例如给学生讲解、示范操作等。这些工作可能会占据她们对患者直接进行护理的时间和精力，干扰其正常护理工作的进行。但是由于护理专业实践性强的特点，学生必须在真实的临床环境下学习才能巩固理论知识和实践技能，达到教学目标。因此，带教教师在计划教学活动时，必须充分考虑学生、患者、工作人员的权利和需求。临床教师有责任使各方人员都清楚了解学生的学习目标并保障学习活动而不影响护理质量。因此。临床教师可以向患者解释实习生存在的情况，决定是否配合临床教学活动。临床教师应该保证学生对实习做好充分的准备，例如具有一定的操作基础，并且保证自己在场观察指导。

2. 师生关系

（1）对人的尊重。在临床教学活动中，尽管师生双方对建立和维持相互信任和尊重的关系都负有责任，但临床教师应该首先表达对学生的信任和尊重，主动建立这种关系，消除学生的紧张感，展示教师对尊重人的尊严、自主性等伦理准则的承诺。

临床教学中时常有违反对人的尊重这一伦理原则的教学行为，例如在患者面前指责学生、不征求患者意见就让学生观看其插导尿管操作等。这些行为可能对学生产生误导，以为这样做就是对的。因此临床教师应有意识地指导学生确立尊重患者的伦理价值观，使自己的行为始终符合护理伦理原则。

（2）公平与公正。临床护理教师应该为实习学生提供公平公正的学习机会，并用同一标准对学生进行评价。应避免与个别学生建立社交性关系，以导致其他学生的不公平感觉。教师与学生的关系应该是同事性的、协作性的，而不能过分私人化和社交化。

（3）合格的教学。将"有益性"的伦理原则运用到教学中，学生享有被那些负责的、知识渊博的教师带教的权利。而作为一个优秀的带教教师，必须具备丰富的理论知识和娴熟的实践技能，此外还必须能够尽职尽责地帮助、促进实习学生在临床的学习，包括帮助学生将知识运用于实践、培养学生的独立性、科学的评价学生的表现、与学生沟通等。

（4）实习生的隐私权。学生在不同的科室实习接受不同的老师带教，带教教师之间的交流有助于了解学生的情况，从而设计更为科学的带教方法。但教师在评价学生时应该针对其实习的具体表现，而不能评价学生个人，如某学生反应迟钝，某学生很聪明。也不能在患者面前或公众场合批评学生。

3. 不诚实行为

学生的不诚实行为可能体现在以下几个方面：学术方面的不诚实行为和其他方面的不诚实行为。学术方面：例如学生在写科研文章时引用他人的话不表明出处。其他方面，如编造理由请假，甚至是隐匿实习过程中出现的差错而不向教师汇报等。如果教师不注意、不管理学生的这些不诚实行为，一方面会让学生以为这样的做法是对的，另一方面会对患者的安全造成损害，也会误导学生发展的方向，同时也会影响院校和医院的声誉。

临床护理教师可以采取多种措施控制不诚实行为。针对学术不诚实行为，每个院校和实习基地都应当制定"何谓学术不诚实行为"以及出现这些行为之后如何处罚的具体条例和规定，反复向学生强调，并以此为依据，持续、公正地处理每一例违反条例的事。针对其他方面的不诚实行为，教师应该以身作则，成为学生的角色榜样。教师应认可在学习过程中出现差错是正常的事，并允许学生在安全范围内出现差错，但是应该让学生认识到不允许他们出现损害患者的错误。

二、临床教学中的法律问题

临床带教教师自己首先应有很强的法律意识，还应教育学生明确自己的合法身份，了解患者的基本权利和实际工作中与法律有关的潜在性问题，并采取一定的防范措施。

1. 学生的权利

学生在临床实习中的权利表现在以下方面：

（1）了解实习安排。学生有权利了解实习过程的安排，有权期望教师引导他们达到教学目标。教师应向学生解释实习单位的政策、实习轮转的程序、临床教学方法及评价方法。

（2）拥有良好的学习环境。实习单位应该为学生提供良好的学习环境，提供必要的学习材料和组织学生参加学习活动。对于实习环境未提供的内容，则不应该对学生进行这方面的评价。

（3）有合格的带教教师。合格的带教教师有以下两个标准：一是有扎实的专业知识和熟练的技能，二是能够胜任临床教学。

（4）有权知悉评价结果。临床教师对学生的评价有时会带有主观色彩，因此学生为保证自己获得客观真实的评价，有权询问对自己评价的结果及依据。但学生也应该尊重教师对他们作出的专业性的评价。

2. 学生的法律身份及法律责任

《护士条例》第二十一条规定：在教学、综合医院进行护理临床实习的人员应当在护士的指导下开展有关工作。这里就明确地指出了学生的法律身份，即不能单独地进行任何护理工作，必须在带教教师的严格指导下认真执行操作规程。

3. 带教教师的基本职责

带教教师应持续地对学生进行指导和监督，而把握的程度则取决于教师对学生能力、悟性的了解以及操作的水平。过分的监督会导致学生压力过大，降低学生的自信心，同时也使师生关系紧张。监督不够，则可能会导致发生差错事故的几率增加。

4. 患者的基本权利

护理学教师和学生应了解患者的基本权利，如患者的隐私权、知情权，以免在为其提供护理服务时侵犯患者的权利，引发一些不必要的纠纷。

5. 潜在性的法律问题

每个实习学生都应该了解国家有关医疗护理的法律法规，明确自己在实习中与法律有关的潜在性问题，如实习学生不具有单独执行医嘱、单独书写护理记录的权利，必须在教师指导下执行医嘱，书写护理记录单时必须有教师签名等。

6. 实习生发生护理差错事故的预防和处理

实习学生发生差错事故的主要原因是未认真执行三查七对、理论知识不扎实、未与患者做好沟通等。因而，需要对教师和学生分别进行法律法规的教育。带教教师也应该了解学生的能力、个性等，采取适当的措施预防差错事故的发生，并对差错事故及时处理。

思考题

1. 请说明临床见习和临床实习的区别。
2. 临床常用的教学方法有哪几种？
3. 医疗查房和护理查房有什么异同点？
4. 试说明如何使自己的临床实习行为符合法律和伦理原则？
5. 临床实习学生有哪些权利和义务？

第八章　继续护理学教育与培训

学习目标

识记：

掌握以下3个概念：继续教育；继续医学教育；继续护理学教育。

理解：

1. 了解国外继续教育的模式。

2. 了解我国继续护理教育存在的问题。

3. 护士岗前培训和规范化培训的异同点。

运用：

1. 请为我国继续护理教学的发展写一份规划书；

2. 总结我国护士规范化培训存在的问题。

随着社会的发展和人们对健康需求的提高以及医学护理模式的不断发展，护理工作被赋予了新的定义和需求，这就要求护理人员有更高水平的能力。为了适应这一发展的需要，护士必须通过继续教育不断提高自己的专业水平和综合能力。我国继续护理学教育起步晚，发展慢，尚处于探索阶段，它的发展和成熟需要结合我国的国情和不同人群的健康需求，更需要多方面的支持和努力。本章主要通过介绍继续护理学教育的定义、国内外继续护理学教育的概况、护士岗前培训和规范化培训，以期发现存在的问题，通过优化教育内容、创新教育方法、强化专科发展促进护士综合能力的培养和服务水平的提高，并使护士的职业价值得到认可、社会地位得到提高，为保障广大人民群众的健康作出更大的贡献。

第一节　继续护理学教育的定义

继续护理学教育是继续教育、继续医学教育概念的外延与拓展。了解继续教育、继续医学教育的概念，对理解继续护理学教育的内涵大有裨益。

一、继续教育

继续教育（continuing education）指为满足社会需求和职业发展，对成人尤其是职场人士在学校教育之后进行的更有针对性的职业培训。在国家层面，继续教育也被提到更重要的位置，2010年国家颁布《国家中长期教育改革和发展规划纲要（2010—2020）》，该文件明确指出：继续教育是面向学校教育之后所有社会成员特别是成人的教育活动，是终身学习体系的重要组成部分。该文件也明确指出了继续教育今后发展的方向——更新继续教育观念,加大投入力度,以加强人力资源能力建设为核心,大力发展非学历继续教育,稳步发展学历继续教育,广泛开展城乡社区教育,加快各类学习型的组织建设。

二、继续医学教育

继续医学教育(continuing medical education,CME)是医学院校学历教育毕业后,以更新卫生技术人员知识结构,学习新理论、新知识、新技术为主要目的的一种在职教育。继续医学教育是为了促使医药从业人员在整个职业生涯中不断学习更新知识,提高业务技术水平和专业工作能力,提高医疗服务质量,保持高尚职业道德,以适应医学科技、卫生事业的发展,更好地为广大人民群众的身体健康服务。

三、继续护理学教育

继续护理学教育(continuing nursing education)是指对已接受高等学历教育或已获得一定专业技术职称的专业技术人员进行知识技能的补充、更新、拓展和提高,使其完善知识结构、提高创造能力和专业技术水平的教育活动。旨在促使在职护理人员在整个专业生涯中保持高尚的医德医风,不断学习本学科相关的新知识、新技术,改变知识结构,不断提高专业工作能力和业务水平,转变护理观念跟上护理学科的发展步伐。在医学发展日新月异的今天,护理人员接受的学历教育已无法满足该职业专科发展的需要,接受非学历再教育势必成为医护人员自我提升的主要手段之一。

第二节 我国继续护理学教育的概况

一、我国继续护理学教育的背景

自改革开放后,继续教育的概念开始得到学术界的讨论和关注。1979年5月,我国政府派代表参加了在墨西哥召开的第一届世界继续工程教育大会,从此,我国的继续教育工作开始起步,继续护理学教育在这一概念的影响下逐渐发展起来;1996年,卫生部继续医学教育委员会开始讨论护理学继续教育的有关规定;1997年5月,在卫生部和中华护理学会的努力下,国家颁布了《继续护理学教育暂行办法》和《继续护理教育学历授予试行办法》,第一次详尽地阐述了继续护理学教育的对象、时间、内容和形式;1998年,中国香港特区行政长官在施政报告中首次提出"终身学习"的理念;2002年,香港护理理事会提出了继续护理学教育的提案;2006年9月我国卫生部科教司颁布了《卫生部继续医学教育"十一五"规划》;2008年国务院第206次常务会议通过了《护士条例》,规定护士有参加专业培训、从事学术研究和交流的权利和义务;2009年出台了《护理人员执业登记及继续教育办法》;2011年,广东等地制定了《"十二五"继续医学教育发展规划》草案,但尚未法制化。在近30年的时间内我国相继出台了一系列关于继续护理学教育的政策与规划,取得了一定的成绩,但与世界发达国家相比,我国的继续护理学教育仍然比较落后,仍需加快发展,缩小与发达国家的差距。

二、我国继续护理学教育现存的问题与不足

1. 教学模式不完善

（1）继续教育课程设置不合理。目前我国护理继续教育尚无独立的课程体系和教材，多数仍沿用高等教育的教材和课程体系，或是在此基础上仅作增减，知识陈旧、缺乏创新性和针对性。此外，多数医院还将提高学历作为继续教育的重点，中专补大专、大专补本科，而不同学历教育之间的重点把握不明确，知识内容重复，并且知识倾向于医学，而护理专业所需的人文科学和健康教育等知识则相对不足。

（2）继续教育形式单一。我国护理学层次教育决定了临床护理人员学历层次、职称等级等方面存在很大的差别，导致其在知识认知水平和接受程度方面存在差异。然而，目前许多医院未考虑此因素对继续教育效果的影响，仍采用单一、刻板的"灌输式"讲授形式进行再教育。这种无针对性的纯粹再教育，失去了教育的本质，也是时间和精力的浪费，同时也导致受教育者的参与性和主动性降低。

2. 师资队伍力量薄弱

护理高等教育的滞后是导致护理师资队伍力量严重匮乏的重要因素之一。直到近年来，护理研究生教育发展速度提升之后，护理硕士、博士的数量才开始增多，但博士数量仍然不足。目前从事继续护理学教育的工作者多为高年资的临床护理人员，虽然有较丰富的临床实践经验，但其教育背景大多缺乏系统、整体的理论知识框架，又对教育体系和理念理解不够深刻，最重要的是缺乏科研方法的训练，很难将继续教育完美演绎。因此与发达国家相比，我国既有扎实的理论知识又有丰富临床经验的教育者少之又少，甚至还未建立一支有效的师资队伍来担任继续护理学的教育。个别医院甚至出现"医代护"的现象，严重影响了我国护理继续教育的发展。

3. 综合评价体系不成熟

虽然我国各类学校教育大多已形成比较规范、统一的评估标准、体系、办法，并有相应的监督、考核机制。但继续教育在我国起步较晚，尚未形成一套比较科学完善的评估体系，其质量、效益尚不能得到较好的监控和评价。

三、我国继续护理学教育的发展方向

1. 多领域、开放式的合作办学是大趋势

医疗机构、高等院校、科研院所和社会团体是我国开展继续教育的重要核心。发达国家继续教育的一个显著优点是企业与高校合作，采取委托、联合、进修、聘请等多种途径，使继续教育向产业化、专业化方向发展。然而我国当前既懂中国国情、又有国际工作经验的高级人才十分短缺，而国际的继续教育合作可以极大地加快这些复合型人才的造就速度。总之，高校和企事业单位的合作，有利于经济、科技、教育的紧密结合，也是我国继续护理学教育发展的必由之路。

2. 多样化继续教育形式将占主导地位

我国继续教育的对象多而广泛，学员对学习内容和学习方式的需求不同，学习的时间也不同，因此继续教育应朝着多规格、多层次、多形式的方向发展。实践证明，多样化的教学内容和时间安排能够适应各培训接受者的实际情况。灵活多样的教学内容和方式，与市场需

求紧密结合的机制,是改善继续教育效率的重要发展方向。

四、我国继续护理学教育的发展对策

针对我国继续护理学教育的现状,结合发达国家一些趋于成熟的机制和体系,我们应从以下方面考虑,促进我国继续护理学教育的发展。

1. 政策保证

政策的保证可为继续教育提供强有力的支持,国外的继续护理学教育部门就是通过不断地修改完善政策,才引起继续护理学教育各方的重视。如美国1970年的《护理实践的法令与规定》以及后续出台的整改措施都为继续护理学教育的不断前进和保持领先态势打下了基础。我国也于2010年颁布了近10年的教育改革和发展规划,明确了我国教育的改革方向和发展目标,确保我国教育事业稳步持续的发展。由此可见,新的政策的出台与制定在一定程度上为继续教育的发展提供了坚实的后盾。因此,为了促进我国继续护理学教育的发展,应当继续争取政策保证。

2. 经费保障

经费保障是人力资源教育培训实施的前提基础,护理人员是医院人力资源的重要组成部分,对医院的发展有着重要作用,如何保证护理人力资源的发展尤为重要。因此,在申报教育培训经费预算时,应坚持统筹安排,结合培训目标及需求充分评估,才能使教育培训实践计划保质、保量地按指定目标进行。

3. 顺应形势,转变认识

身为医院的管理者应顺应时代的发展,摒弃陈旧的重医轻护理念,转变认识,改善护士在晋升、深造等方面的不合理待遇,加大对护士继续教育的支持和宣传力度。同时,护理部应充分发挥"大脑"的作用,根据护理人员知识层次、学历、职称等,制定相应的培训计划,拓宽护士的知识面,提高护士的综合素质,帮助解决护士参加继续教育遇到的困难。如由于护士工作"三班倒"的特点,护士参与继续教育学习困难,如何在时间安排上作出合理的调整,人文关怀理念显得尤为重要。

4. 评估继续教育需求

有研究表明,需求评估、学习者互动、系列性多方位的教育活动是保证继续教育有效进行的三个主要因素,其中需求评估能使继续教育与质量管理有效结合起来。在整个培训过程中,需求分析是最重要的环节,是培训循环圈的第一步,它直接影响着培训课程设计、实施、效果评价。区别对待不同培训对象,将学历教育、新知识、新技能学习、科研水平、护理管理等内容结合起来,满足护士的继续教育需求显得尤为重要。

(1)不同科室的需求。护士的培训既有共性,又有个性。国内外研究证明:不同科室和工作岗位对护士的要求不同,其培训需求也表现出明显的差异。因此,教育机构和企事业单位在进行培训时应依据受教育者科室的差异,设定符合其自身发展的教育方案和内容,满足其工作需要。

(2)不同群体的需求。因层级、岗位、职称的不同,护理人员对护理培训内容的需求也不相同。管理者希望提高管理能力,临床专科护士希望提升专科护理技能;低年资者希望提高临床工作能力,高年资者希望提高科研水平。

(3)特殊领域的需求。由于疾病谱的变化和人口老龄化的加剧,人们对疾病预防和慢性病患者长期治疗、护理和康复等工作提出诸多要求。因此，继续护理学教育应满足护士对康复护理、安宁护理、社区护理以及慢性病管理等方面的需求。

5.培养计划科学合理

护士继续教育是一项长期而艰巨的任务，培训机构在制订培训计划时应以医院发展的总体目标和护理发展规划为基础，制定科学合理的人才培训计划、目标。该计划与目标应根据护士的学历、职称、年龄等特点主动帮助护士做好职业发展规划，拓宽护士的发展空间。此外，还应充分尊重不同科室的需求，让教育培训计划更加科学，调动护士参加教育培训的积极性。

6.发展师资力量

我国护理高等教育发展较晚，自1984年恢复高等护理教育以来至今已有30多年，所培养的高等护理人才远远不能满足临床和护理教育工作的需求。护理高等教育的滞后除了导致临床护士学历水平不高以外，还使护理师资力量严重匮乏。在英国，继续护理学教育的师资要求应具有硕士及以上的学历，同时还要求有一定的临床工作经验。而在我国，临床硕士生的数量还很少，主要以大专和本科为主。因此要发展继续护理学教育，师资力量是关键，教师不但要有扎实的理论基础知识和娴熟的专业技能，还要具备教学基本能力，以确保"双师型"师资队伍的建设。

7.教育形式灵活多样

研究表明，国外教育部门研发的多种教育形式在缓解护士工学矛盾和家庭负担，保证继续护理学教育的顺利完成等方面取得了良好的教学效果。当前我国的科技发展状况为教育部门及各事业单位满足不同受教育者的需求提供了各种方便快捷的手段，如通过互联网、多媒体等手段，借助计算机、数据库、图书馆、实验室等载体，采用多形式、多途径进行实时远程教育，实现了教学资源共享，如：集中、分散办班，自导学习，电视广播，网络授课，函授巡回等教育形式。与此同时为了提高护士在接受教育时的理解和掌握能力，教育者还可通过个人演示、小组讨论、病案分析、角色扮演等多样化的教学方法，增进"教"与"学"的互动，从而进一步达到继续教育的目的。

第三节 国外继续护理学教育的概况

一、国外继续教育质量评估体系

一些发达国家通过制定相关继续教育的法律和法规来确保继续教育的合法地位，这使继续教育在各类大学、教育机构和商业培训机构迅速发展起来。随着继续教育规模不断扩大，继续教育质量评估成为继续教育管理的重中之重。许多发达国家根据本国教育运行机制开展了质量管理控制策略，并且建立了多种质量评估体系。国外继续教育质量评估体系主要从以下两个方面进行展开。

1.评价的层面

继续教育的评价涉及继续护理学教育的各个层面，有力地推动了整个继续护理学教育的发展。根据评价的阶段分类如下：

(1)内容评价。评价内容的相关性、课程设置特点和复杂程度。

（2）过程评价。学习者对课程满意度的评价。

（3）结果评价。获得知识、技能和态度变化的情况以及学习者在实践中的行为变化。

（4）对患者和社会人类影响的评价。很多学者指出这是唯一有意义、有效的测量，因为它评价的是服务对象对护理行为变化的感知和对护理的满意度。

2.评价的模式

国外在对继续教育各个环节的评价中，借鉴或发展了很多评价模式。

（一）德国继续教育质量测评模型

自 20 世纪 90 年代以来，德国成人教育研究所（DIE）和教育研究机构 ArtSet 研制了"面向学习者的继续教育质量测评模型（LQW）"。整个质量测评包括自我测评、外部鉴定、实地访问和总结研讨四大程序。自我测评是 LQW 测评的基础。LQW 模型树立了质量评估的一个基本准则，即培训机构能否以学习者为中心、引导学习者进行"成功学习"。围绕这一基本准则，培训机构的各个质量领域受到评估检验。该模型包含 11 个继续教育质量测评范围，每个质量测评范围均包含测评项目、质量标准以及用来证明达标的要求。

（二）英国成人教育督导评估

英国培训机构的教育质量由教育标准化办公室进行检查评估。该办公室不定期检查评估不同的培训机构，对于良好的培训机构实行免检和少检，对于一般的培训机构实行抽检，有选择地集中检查薄弱区域，对于资质差的培训机构实行多检。英国成人教育培训机构的评估由成人学习督导团负责，评估周期为 4 年。评估过程分为自我评价、评估检查、确定评估报告和制订整改方案四个阶段，评估范围主要包括：

（1）教学、培训、自我评估与学习的质量。

（2）根据入学前的知识水平和学习目标，学员所取得的成就与达到的水平。

（3）办学条件。

（4）办学管理的效率、办学质量保证与质量提高，以及资源的合理有效利用。

（5）培训机构中的教育、社会公众化程度，教育培训中机会均等程度，以及提供给有学习障碍者和残疾人的便利条件。

（三）继续工程教育自我评估模型

继续工程教育自我评估模型（EFQM）是由芬兰赫尔辛基理工大学（TKK），英国伦敦帝国学院（ICL），葡萄牙波尔图大学（UP），西班牙瓦伦西亚理工大学（UPV），美国佐治亚理工学院（GT）、伦斯勒理工学院（RPI）、密歇根大学（UMich）、威斯康星大学麦迪逊分校（UW）8 所大学合作开发的。该模型有 9 大指标，包括战略和政策、领导力、员工、合作伙伴和资源、客户满意度、过程管理、员工满意度和关键绩效结果。评估过程中用分数计算方法，强调全员参与，公开讨论逐项评分，通过充分交流达成一致意见。这样既可以确保评估结果的真实性，又可以促进机构成员间的学习和交流，真正达到以评促建的目标。EFQM 适用范围广泛，虽然称为"继续工程教育自我评估模型"，但可完全用于继续教育领域，其基本框架、指标体系、评估方法适用于大学的继续教育学院和各类企事业培训机构的继续教育。欧洲和美国大学的继续教育使用该模型促进了继续教育质量的提高。

二、国外临床护士继续教育规范化培训体系

护士规范化培训不仅能完善护士培训制度和毕业后护士继续教育体系,培养专业的高级护理人才,还可提高临床护理岗位胜任能力,提高临床护理工作质量。下面介绍几个发展较完善的国家。

(1)美国。美国护士规范化培训工作较为领先,制定了护士规范化培训标准。该标准通过收集地区医院上岗培训资料以及文献等由护士局统一制定并运用于临床,提高了护理人员对医院的满意度,使护理人员更有信心为患者提供安全的服务。

(2)澳大利亚。澳大利亚新毕业护士培训也有统一的标准和规范,分短期集中培训和1年的规范化轮转。其中培训内容包括如何满足不同患者的社会情感、精神需求和隐私保护措施,护士维权的方式和途径,不良事件上报程序和处理流程,护士职业损伤防护及身心健康调节等。规范化轮转从急性医院、亚急性医院到临终关怀医院均有专职的护理教员根据医疗机构的具体情况,进行针对性技术培训和护患交流指导培训,阶段性组织理论和操作考核,考核内容与临床执行标准完全一致。

(3)日本。日本护士的继续教育可分为在职继续教育和毕业后继续升学(学位)教育两种。在职教育中又分为院内和院外教育。院内教育与我国教育情景大致相同,如专科护理、护理管理、预防保健、新护士岗前教育等。院外教育由日本护理协会、省护理协会、地方和民间机构等组织活动。其中家庭访问护士与我国的社区保健护士大致相同,不仅能熟练地掌握家庭访问护理的基本知识和技术为患者建立家庭病历,还可根据患者的实际情况在家庭为患者进行简单的治疗、护理。

第四节　护士岗前培训和规范化培训

继续教育活动应立足于专业领域,具有一定的先进性和实用性。而继续护理学教育的内容应该适应不同专业护士的实际需要,应以现代护理学科技术发展中的新理论、新知识、新技术和新方法为重,还应根据护士的学历、职称的不同采取形式各异的培训模式进行培训,提升专业领域的能力。目前,我国临床继续护理学教育大体可以分为在职继续教育、在职学历(学位)教育和继续教育项目。本节主要对在职继续教育作如下阐述。

一、护士岗前培训

新护士岗前培训是为刚从医学院校毕业,即将走上护理岗位的护理人员能尽快完成角色转变,胜任本职工作而进行的培训活动。随着社会经济的发展,患者对健康的需求和对医疗服务的要求也在逐步提高;与此同时,相关法律法规的修订和完善,也使患者自我保护和维权意识不断增强,这就对护理人员提出了更高的要求和挑战。对于刚刚走出校门踏上工作岗位的新护士,为了使她们顺应时代的需求,尽快适应医院环境,适应临床护理工作,对其进行岗前培训是至关重要的过程。

1. 护士岗前培训的现状

(1)培训对象:新入职护士。

(2)培训目的:使新护士尽快适应医院环境,适应临床护理工作,提高护理服务质量,树

立爱岗敬业、以患者为中心的服务理念，以良好的职业素质胜任护理岗位。

（3）培训内容：包括了解医院文化、规章制度、法律法规、护士工作中的礼仪、护士职业道德、护士应有的法律意识、护士工作的核心制度、医院感染知识相关技能培训等内容。具体根据医院实际情况而定。

（4）培训时间：时间根据医院具体情况而定，一般时间不会太长，短则几天，多则几个月。

（5）培训方法：理论讲授、情景教学法、操作示教法等。

2. 岗前培训存在的问题

（1）培训前未进行评估，不了解新护士的现状和需求，盲目且无目标教学。

（2）没有明确的培训大纲。各医院培训的内容及要求不同，而目前尚没有成熟的培训大纲，导致培训的时间和内容均不同。

（3）培训教师师资力量不足。许多医院对培训指导老师没有要求，授课老师课前未能进行精心准备，使用填鸭式的授课方式，只管完成任务，不求效果。

（4）岗前培训方式单一。虽然现如今有多种培训方式，然而岗前培训大多数还是使用理论授课，发放书面材料等单向输出为主。

（5）无严谨的带教计划。新护士进入科室后，科室无带教计划，带教老师不固定，导致新护士轮转几个科室仍未能适应临床工作，考核成绩不佳，工作能力差。

3. 应对策略

（1）岗前培训要重视护士的需求，因材施教。岗前培训内容的制定要考虑到护士的需求，这样才能制定最适合的培训内容，并且提高培训效果。另外，不同时期、不同区域的护士在教育、价值观上存在着较大的差异，而医院的护理标准只有一个，要将她们培养成为适合医院发展的护理人才，必须重视她们的个体化差异，因材施教，使不同水平的护士通过岗前培训使行为和标准得到统一。

（2）岗前培训方式避免单一。单一的培训方式会导致护士产生疲倦感，掌握知识与技能的效率低下，不能达到岗前培训的目的。例如可采用纠错法、考核检验法等。

（3）要体现时代需求。在激烈的竞争环境中，医院护理人员的培训已不仅限于基本技能的提高，还应通过培训使护理人员了解护理工作的宗旨、价值观和发展目标。因此培训要加入护理服务理念、情感教育、法律法规知识等这些新内容，只有这样才能顺应时代的发展，增强护士的综合素质。

（4）重视护理技能培训。护理工作就是护士运用各项护理技能满足患者需求，为患者服务的过程。因此，无论怎样变革岗前培训方法，护理技能的培训都要放在重要的位置，要有统一标准、有实践、有考核，同时要将新技术、新技能融会贯穿于培训当中，使新护士进入临床后能够尽快地适应工作。

二、护士规范化培训

规范化培训是指在完成护理专业院校基础教育后，在认定的培训基地医院接受系统化、规范化、专业化的护理专业培训。既可以针对新护士，也可以针对有工作经验的护士。规范化培训分为基础培训和专业培训，基础培训是指对新入职的护士进行入职前的教育，包括法律法规、规范标准、规章制度、护理文书、沟通技巧及职业素养等等。专业培训则是对新入职护士进行专科轮转培训，主要包括专业理论和实践能力的培训。护士规范化培训是全国卫生技术人员规范化培训的重要组成部分，是护理学科发展的重要环节，也是护理人才梯队培养的重要任务之一。

1. 护士规范化培训的现状

(1)培训对象。参加规范化培训的护士是护理专业院校毕业后在医院从事临床护理工作，取得护士职业资格证书和护士执业证书后的合格护士。

(2)培训目的。通过培训尽快帮助新护士转变角色；掌握从事临床护理工作的"三基"知识，严格执行医院的各项规章制度；具备良好的职业道德、沟通能力，增强其责任心和服务能力。

(3)培训时间。国家卫生和计划生育委员会颁布的《临床护士规范化培训试行办法》规定，本科毕业培训 1 年，专科毕业培训 2 年，中专毕业培训 5 年。培训时间一般为 2 年，要求在规定时间内完成培训并考核。如未按要求完成培训或考核不合格者，培训时间则顺延直到接受未完成的培训内容。

(4)培训内容。新入职护士的规范化培训是以培育岗位胜任能力为核心，按照新入职护士规范化培训大纲，重点包括：基础理论、基本技能和基本知识，其余的内容包括人文素养、职业素质、医德医风、护理文件书写、计算机和外语等。但由于我国各级医疗单位教学能力的差异性，培训内容并没有完全一致。有的医院将岗前培训和在职继续教育纳入规范化培训范畴。

(5)培训方法。目前护士规范化培训方式多样，如课堂讲授、小组讨论、护理查房、操作示教、一对一带教、导师负责制、流程图学习等，主要以临床实践为主，实行科室轮转制，纳入科室和护理部统一管理。

(6)培训考核。考核包括过程考核和结业考核。过程考核是在完成某专科科室轮转培训后进行，考核内容主要包括职业道德、出勤情况、临床实践操作能力、培训指标完成情况及参加业务学习情况等方面，过程考核合格是参加结业考核的基础。结业考核包括理论知识和临床实践能力的考核，由培训单位按照考核标准和考核规定实施相应的理论、技能的考核。

我国护士规范化培训在培训对象、目标、时间、内容和方法方面开展了一些工作，规范的培训计划使护士既快又安全地获得专业训练，降低职业风险，提高护理队伍的综合素质和专业化水平，提高对危重病及突发事件的应急反应及处理能力，促进知识结构多元化，为建立规范化培训长效机制奠定了基础。但在科学化、系统化、制度化方面还需进一步完善。

2. 我国护士规范化培训存在的问题

护士规范化培训不仅需要考虑提高护理人员专业素质、工作岗位胜任力的要求，还应在此基础上将规范化培训、专科护士培训、护理人员专业化发展相结合，建立护理人员的职业生涯和专业发展的长效机制。

(1)护士核心能力培训现状。核心能力是通过一定的时间积累所获得的技术水平和临床经验，它包括良好的业务技术、专业知识和个人素质。2003 年国际护士会(International Council of Nurses, ICN) 发布了通科护士核心能力概念与基本框架，但目前全球对护士核心能力定义的界定仍然没有统一的标准。完整、系统的核心能力构架体系，对专业服务质量及患者安全具有至关重要的作用，是护士规范化培训的关键内容，也是其重要评价指标之一。我国尚未建立完善的护士核心能力培训体系。

（2）考核标准体系分析。我国护士规范化培训主要在医院完成，但由于全国缺乏统一的考核标准，使得各地区、各医院间的考核标准存在较大差距。现有考核主要有：采用护理部和科室二级考核体系，严格按照医院制定的奖惩标准进行考核且成绩存档，与个人绩效考核和培训结束后是否被聘用挂钩，所有考核合格及护士注册考试通过且完成了规定学分的护士方能按期转正。建立培训效果评价机制，定期评价和考核是有效培训的保证，也是构建科学的、系统的护士规范化培训体系的重要内容。

（3）培训内容缺乏针对性。部分规范化培训存在未能按照护士所接受的教育、能力、年资、职称等实行分层次培训以及培训内容缺乏针对性等问题。例如新护士和具有高年资的护士的培训需求是不同的，针对新护士目前大多数医院的培训内容太过笼统，缺乏重点，导致护士缺乏积极性，也浪费时间、精力和金钱。

（4）未重视高年资护士培训。医院规范化培训大多针对的是新入职护士，而对于年资高的护士却没有相应的培训。随着时代的发展，高年资护士掌握的内容或许已经落后于当下的需求。

3. 应对措施

（1）加大规范化培训投入。加大医院管理部门对护士规范化培训的资金投入与财政支持，护士在规范化培训期间予以适当的奖励，并成立以院领导为首的规范化培训领导小组，形成院、护理部和科护士长三级管理体制，将规范化培训与晋升制度挂钩，保证规范化培训的具体落实。

（2）采取灵活多样的规范化培训方式。护理管理者应注重多种培训方式的灵活应用，针对不同年资的护士，根据学习目的的不同，采取不同的培训方式，例如根据临床路径方式制定培训方式。

（3）注重规范化培训内容的全面性与针对性相结合。培训内容的选择是规范化培训的重点部分，因此应结合临床实际工作需求和自身需求确定培训内容。应注重素质培养、知识更新和技能提高，逐步建立制度化、网络化、多层次、多渠道的教育体系是规范化培训的目标。

思考题

1. 我国继续护理学教育有哪些不足？
2. 规范化培训和岗前培训有哪些相同之处？哪些不同之处？
3. 我国护士岗前培训存在哪些问题？
4. 我国护士规范化培训存在哪些问题？
5. 请为护士岗前培训方式提出指导措施。

第九章　护理教学评价

护理教学评价是护理教学工作的重要组成部分，了解教学评价的功能，掌握教学评价的概念、类型、内容和护理教学评价的方法，是实施护理教学决策科学化，加强护理教学系统科学管理，提高护理教育质量的重要举措。本章将阐述教学评价的基本概念、学生学业评价、教师教学评价。

第一节　概述

一、相关概念

（一）评估与评价

评估（assessment）一般于护理教学活动开始之前进行，涉及收集信息和作出判断，评估的结果可以为教师的教学提供诊断性信息，为学生的学习提供反馈，为课程和护理项目的改进以及护理教育政策的制定提供决策依据。

评价（evaluation）的核心是价值判断，在护理教育中，评价指的是基于评估数据对学生的学习成绩、临床表现和护理专业技能以及教育项目的设计、实施与结果等作出判断的过程。

有人认为评估即评价，二者没有本质的区别。但也有许多学者认为：评估是对人或事物的价值做出考量和估价，其严格、准确程度偏低，含有揣度、推测和估量的成分，结论具有笼统性。它与评价的主要区别就在于评议、判断过程和结论是一种模糊估量且带有预测性质。

（二）教育评估、教育评价与教育测量

教育评估（education assessment），是对设计的评估内容根据一定的评估标准进行测量，并对测量结果进行统计分析、整理、归纳的过程。教育评估可涉及教育活动的各个层面，如评估社会对护理教育的需求，教师学术水平、学生的思想品德等因素对教育质量的影响。

教育评价（education evaluation），是参照现有的教育目标，通过系统地收集信息，采用科学的方法对教育活动中的事物或人作出综合价值分析和判断的过程。目的在于提高教育质量、推动教育变革、改善教育管理以及促进决策。教育评价必须有明确的结论，采用科学的收集信息和对信息进行量化的评估方法，对照标准进行信息反馈，从而对评价对象作出判断。如：评价教师是否合格，首先确定评价的主要内容，包括：教学水平、学术水平、教学能力等，然后分别制定标准，利用标准的测试工具收集、整理信息，到此都是教育评估，最后对照标准衡量教师的实际水平，作出是否合格的判断，这就是教育评价。

教育测量（education measurement），是指应用测量手段对教育活动所做的量的测定。对教育投入、教育过程、教育结果、学生的能力等方面通过教育测量获得资料，如：测量教育投入的资金、人力等，都可用数字量化。教育测量是教育评估的重要手段之一。

（三）教学评价

教学评价（teaching evaluation）是教育评价重要的组成部分，是以教学目标为依据，运用可操作的科学手段，通过系统地收集有关教学的信息，根据一定的标准对教学活动的过程和结果作出价值判断，从而为被评价者的自我完善和有关部门的科学决策提供依据。

（四）护理教学评价

护理教学评价是从设置护理教学目标入手，并以护理教学目标为依据对教学过程和教学效果进行价值的判断，其目的是保证最大限度地实现护理教学目标，提高护理教学质量，以及对培养对象作出某种资格证明。教学测量为教学评价提供数量化的资料，因此护理教学评价往往是与教学测量结合在一起进行的。如在一门课程结束时要对学生的学习效果进行评价，我们往往需要进行考试，得出学生成绩，这是教学测量。然后根据测试的结果进行分析，判断其是否达到了护理教学目标，这是护理教学评价。护理教学评价一般包括对护理教师授课能力及效果的评价、学生学习能力及效果的评价，对教学安排、教学方法改进以及组织机构运行的检查等。

二、教学评价的发展

（一）教学评价的历史演变

任何一个科学理论和方法的确立都有一个历史过程，教学评价的确立也不例外。从总体上说，教学评价是伴随着教学产生的，主要经历了从主观评价到测验，从测验到科学评价的

发展过程。目前各国的教育评价者都认为,最早的教育评价是针对学生的学力测验。公元606年我国举行的科举考试,是世界上最早的一种教育评价形式,它有长达1300年的历史,对世界各国公职人员的选拔、录用产生了极大的影响,直至现在我国的教育评价还受其影响。在西方,考试制度的建立要晚一些,1219年大学考试运用口试,1599年中学考试采用了笔试,1787年出现了毕业考试和论文式的作业考试。在以后的较长一段时间内,考试作为一种鉴定和选拔人才的手段,起到了一定的积极作用。

19世纪末20年代初,随着实验心理学个体差异研究的进步和教育统计学的发展,教育界开始将心理测验的方法引入教学领域。1904年桑代克发表的《精神和社会学测验导论》标志着教学测验运动的开始。从1909年桑代克发表《书法量表》开始到1930年的20余年间,教育测验得到了迅速的发展,仅美国就有3000多种测验。在此期间美国教育家斯通制定出了"算术标准学力测验"和用于全部课程的"斯坦福标准成绩测验",实现了学业成绩考核的客观化、标准化与数量化。

(二)教学评价的发展趋势和存在的问题

随着对评价性质认识的深入,评价目前正在走向更成熟、更专业化的发展道路,具体表现为:①评价技术日新月异;②元评价正规化;③全球化评价标准得到发展;④评价系统机构化;⑤评价者有了更多的就业机会;⑥合格评价者的培养越来越得到重视;⑦探讨评价是一种职业还是一门学科。

尽管评价的发展使得评价的重要性得到加强,但存在的问题也不容忽视,包括暂时性的局限和不可能被彻底根除的局限。暂时的局限如评价技术缺乏、开展评价的实证认识不足、元评价的实施不够、评价者未能理解评价的政治特点等,这些可以随着理论和实践的优化逐步克服。而一些不能够被彻底根除的局限主要表现在:①评价的利益相关者之间相互冲突的利益关系;②内在的偏见可能在评价的任何时候出现;③评价的推广性差;④评价标准有滞后性;⑤评价更擅长于鉴定而非矫正。但是需要注意,上述局限并不只是评价特有的,人类的每一种生活方式都是如此,因此要对评价的潜能摆正看法。

三、教学评价的类型

依据分类标准的不同,教学评价可以分为不同的类型。按照评价目的、作用和时间分为诊断性评价、形成性评价和总结性评价;按照评价标准不同,可以分为绝对评价、相对评价和个体内差异评价等。

(一)按照评价目的、作用和时间分类

1. 诊断性评价(diagnostic evaluation)

又称准备性评价,是指在护理教学活动开始之前进行的评价。这种评价主要是对教学背景及学生的各方面情况作出评价,并据此进行教学设计。这种评价可以在新的学习阶段开始前进行,目的在于掌握学生当前的知识结构和技能水平,把不同水平的学生分置在最有益的教学序列中,以利于护理教学计划和教学内容的安排或因材施教。

2. 形成性评价(formative evaluation)

也称过程评价,是在护理教学过程中进行的评价。多用于教学内容和方法的改进、了解

课程计划执行情况和教学管理情况等。如在教学过程中分别召开学生、教师、教学管理人员、学生工作管理人员的教学讨论会，对前一阶段教学情况作出评价，并结合学生测验的情况，找出该阶段教学中存在的问题，并及时反馈、调整教学内容和方法，保证教学质量，促使教学活动不断完善。

3. 总结性评价（summative evaluation）

又称终结性评价，是指在相对完整的护理教学任务结束时，对教学目标实现情况作出的结论性评价。其目的是根据学生达到的课程目标或专业培养目标的程度来评价成绩，区分学生成绩的优劣差异，如期末考试、实习科室的出科考试等，一般范围较广，概括性较高。

（二）按照评价的标准分类

1. 绝对评价（absolute evaluation）

又称目标参照性评价，是以某个预定的目标为客观参照点（如护理教学目标），寻求被评价对象达到客观标准的绝对位置的评价。绝对评价的标准在被评价对象集合的外部，它不以区分评价个体之间的差异为目的，而是评价学生是否达到了护理教学目标所规定的要求及达到的程度。

2. 相对评价（relative evaluation）

即常模参照性评价，是以被评价对象整体的平均水平或常模为参照点，确定被评价对象在群体中的相对位置的一种评价方式。目的在于判断其在该群体中的相对位置，以区分学生学习的优劣，如评定优秀和选拔人才，如评奖学金、优秀实习生、推荐研究生等。这种评价不能反映学生学习达到教学目标的程度，不利于师生利用考核的反馈情况调整教学内容，需要与其他评价方法结合使用。

3. 个体内差异评价（individual referenced evaluation）

是以被评价对象群体中的每个个体的过去和现在相比较，或者将一个个体的若干侧面相互比较。如可把学生的期中考试和期末考试进行比较；也可从理论知识、技术操作、职业情感态度等多个方面综合考察某位学生的专业学习表现，来了解学生的优势和不足。其优点是充分体现尊重个体差异的因材施教原则，并适当减轻了被评价对象的压力。通过个体内差异比较，可使被评价者对自我的学习发展情况有一个全面的了解并能进行适当的自我调节。

四、教学评价的原则

（一）客观性

客观性原则是指在评价时必须采取客观的、实事求是的态度。教学评价不能凭主观印象感情用事、随意推断，应根据各项教学目标对实施的教学活动效果、学生的学习情况、发展水平来进行科学的评定。如果评价不公正会大大挫伤学生的积极性，还会影响师生关系。因此教学评价的标准一定要根据教学目标制定，并且一旦制定，就不准随意更改。

（二）方向性

方向性原则是指在任何水平上开展的任何形式的教学评价活动都必须符合社会主义方向，为培养社会主义建设人才服务。在教学评价活动中，如果忽视了方向性的原则，教学评价就会发生偏差，影响教学质量。因此，教学评价时一定要注意：评价教师时，既要评价教师教书的情况，又要评价教师育人的情况；评价学生时，既要重视评价学生的学业成绩水平，又要注意评价学生学习的态度，引导学生全面发展。

（三）发展性

发展性原则是指教学评价应着眼于学生学习进步的动态发展，着眼于教师的教学改进和能力提高，以便调动教师和学生的积极性，提高教学质量。据此，在评价时要注意：首先，评价教师的工作时，既要看教师现在的水平，又要看过去的水平及发展趋势，如发现其进步，应给予鼓励；如发现下降则帮助其寻找原因。其次，评价学生的学业成绩时，既要考察其过去水平也要注意其发展潜力，如学生考试成绩虽然不高，但与之前相比有进步，评价时就应给予表扬。

（四）可行性

可行性原则是指从教学实际出发，确定评价的指标和方案。根据这条原则，在评价时必须注意到两点，一是评价的指标体系必须符合学生和教师的实际，使师生都可能做到并简便可测；二是设计的评价方案应既保证被评价者经过努力可以达到要求，又保证评价者能够收集到有关的信息资料，使评价者经过努力可以完成评价任务。

（五）指导性

指导性原则是指教学评价应在教师和学生的长处与不足的基础上提出建设性意见，使被评价者能不断进步。

五、教学评价的功能

（一）导向功能

导向作用是指护理教学评价本身所具有的引导评价对象朝着理想目标前进的功效和能力。可通过评价目标、指标和内容体系为核心的导向机制的引导，为教师和学生指明教与学的奋斗目标，不断完善教学工作。例如长期以来发现护理学生重理论知识学习而轻基础护理操作，在课程结业考试评价时通过增加基础护理操作考试成绩比例的方法，使得学生在平时的学习过程中重视对基本操作技能的培养，达到培养目标。

（二）调控功能

调控作用指护理教学评价对护理教学活动进行调节、控制的功效和能力。依据护理教学目标编制评价指标体系，在评价中对护理教学活动进行全面检测以获得信息，并判断目标达成度，将信息反馈给教学管理部门，有针对性地采取措施进行干预，从而调节教学活动，使其不断修正和完善，以达到护理教学目标的要求。

（三）鉴定功能

护理教学评价具有认定、判断被评价对象是否合格、优劣程度、水平高低等实际价值的功能。鉴定功能主要是通过总结性评价来实现。如可以判断教师的授课水平和能力、学生学习的程度、成绩是否合格等。教学评价结果是学生学业考核和教师工作考核的重要依据，可作为认可性的评定和资格鉴定，也可作为评优和评先进的参考。

（四）激励功能

护理教学评价具有激发被评价对象（教师、学生）的情感、鼓励进步的功能。护理教学评价能维持教学过程中教师和学生的适度紧张状态，从而调动教师教学工作的积极性，激发学生学习的主观能动性。实验证明，适时、客观地对教师教学工作作出评价，可以使教师明确自己在护理教学工作中需要努力的方向；对学生来说，定期的考核可以提高学习的积极性和学习效果。

第二节 学生学业评价

学生学业评价是学生评价的重要组成部分，是指在一定教育价值观的指导下，根据一定的标准，运用现代教育评价的一系列的工具和途径，对学生的学习水平进行价值判断的过程。在护理教学活动中，学生学业评价是衡量教学效果的主要标志，是学校和教师最常用的评价类型。

一、学业评价的依据

（一）教学目标

一般来说，护理教学目标是学生学业评价的主要依据。护理院校的课程计划规定了护理学专业培养目标，针对整个课程体系的要求，课程标准则规定了每门课程应达到的目标，因此具体来说，护理学课程计划中的培养目标和课程标准是学生学业评价的主要依据。但课程标准较抽象，需将其具体化，使课程标准所规定的目标转变为具体的、可测量的、可操作的形式，如分解为试题和指标的形式，组成试卷或指标体系。一个培养目标如果没有具体的指标，就可能限于空泛，成为名义上的目标。

（二）评价目的和内容

不同的评价目的决定不同的评价方法。如以了解学生学习前的知识水平为评价目的，应采取诊断性评价；不同的评价内容同样决定不同的评价方法，如对学生情感态度学习方面的评价，可运用观察、问卷、访谈等方法。

二、学业评价的方法

不同的评价目标有不同的评价方法，在护理教学过程中，对学生学业评价常用的方法有考核法、观察法、问卷法、访谈法、自陈法等。

（一）考核法

考核法（assessment method）是以某种形式提出问题，由考生用文字（笔试）或语言（口试）予以解答，依此作出质量判断。由于它能按评价的目的有计划地进行预定的测量，故针对性强，应用普遍。在高等院校，考核法又可分为考查、考试、答辩3种方式。

1. 考查

考查是高校学业考核的重要方式，属于定性的方法，对一些事物的认识，有时无法或不必进行定量分析，对学生许多课程学业成绩的认识也是如此，因此对于无法定量考核和不必定量考核的课程往往采用考查的方式。如附属于理论的实验、实习、选修课等。形式有课堂提问、作业、实验报告等，有时也采用试卷的形式来考查。常用及格或不及格、通过或不通过表示。

2. 考试

考试是高等院校学生学业成绩的主要形式，高校大部分课程的考核都采用这一方式。考试是对学生学习效果的定量分析，一般采用百分制来评定成绩。考试的种类有许多，可按不同分类标准进行分类。按考试的形式分类可分为笔试、口试、操作考试等；按答卷的要求分类可分为闭卷考试和开卷考试；按考试的时间分类可分为期末考试、期中考试等。以下介绍几种最常用的考试：

（1）笔试，将事先编好的试题印成试卷，考生按照规定的要求在试卷上作答，主考教师根据评分标准统一判卷评分。笔试适用于考核知识和智力，是一种最传统，也是应用最普遍的考核办法。笔试分为开卷和闭卷两种。

优点：①一次考核试题量大，涉及面广，考核学生对知识掌握的深度、广度及运用知识的能力，其信度和效度较高；②大批考生同时考试，费时少，效率高；③考生心理压力相对小，易发挥正常水平；④学生考核试题相同，教师便于掌握评分标准，可比性强。

缺点：①较片面，无法考查学生的口头表达能力、动作技能及在压力下的应变能力等综合素质；②考生有可能通过作弊或猜测得分。

（2）口试，是指通过师生对话的方式，对学生进行考核的一种方法。一般由主考教师提出问题，再由学生针对问题作答。口试中，主考教师可要求考生作出补充说明或澄清，考生也可为自己的答案辩护。最后由主考教师根据考生提供的答案质量评分。口试一般考核口头表达能力及应变能力。

优点：①考生当场回答问题，能够考核出考生对所学知识掌握的牢固和熟练程度、思维敏捷性及口头表达能力；②主考教师能够通过连续发问来提高考核的深度和清晰度；③能够考查考生的个人特征，如气质、性格和在压力下的应变能力；④考生不易作弊。

缺点：①只能逐个对学生进行考核，费时、效率低；②每个考生的考题不同，评价标准也不同，容易受主考教师的主观影响，考试的信度较差；③考生面对主考教师往往精神紧张，影响思考过程，难以发挥原有水平。

（3）操作考核，是通过学生实际操作（如演示）而进行的考试方法。操作考试时可以全部考生做同一个操作，也可以由学生抽签做所有操作中的一个。它适用于考核操作技能，如护理学基础的实践性考试。

优点：①主考教师可以当场观察学生的临床护理操作技能；②通过灵活地运用患者的实际问题测验学生的临床思维能力；③观察和考核学生对临床护理技能的认识和总体反应性；④考核学生在各种情况下区别轻、重、缓、急情况的能力。

缺点：①缺乏标准的考试环境；②评分易受主考教师主观因素的影响；③由于选择病例和安排教师的问题，这种方法不适用于对大批考生进行考核。

3. 答辩

答辩是高等教育特有的一种教学活动,主要用于学位论文、毕业设计的考核。与一般的考试不同,它要求学生具备一定的学术研究和探讨能力,从不同角度阐述自己的学术观点,就教师的提问和质疑为自己的学术论点辩护。答辩一般先由导师指导进行科学研究并撰写论文,然后申请答辩。学位论文答辩一般由学术委员会或学位委员会专家教授主持。答辩后学术委员会根据答辩评语、指导教师的评语进行讨论,给予某种等级的判定。

(二)观察法

观察法(observation method)是对被评价对象在自然状态下的特定行为表现进行观察、考察、分析,从而获得第一手事实材料的方法。观察法主要用于难以用纸笔以文字进行测量的技能和情感领域,最适用于了解被评价对象的行为、动作技能、情感反应、人际关系、态度、兴趣、个性、活动情况等,可采用轶事纪录、行为描写、检核表、评定量表等方式记录观察结果。在护理教学评价中,对操作技能、临床见习、实习的考核等都要以观察法为基础。观察是在现场进行的,具有直接感受性、真实性和客观性。观察法的缺点是,依赖观察者的能力和心理状况,会因主观因素的干扰而引起失真,而且资料的记录和整理较难系统化。

(三)问卷法

问卷法(questionnaire method)是以精心设计的书面调查项目或问题,向被评价对象收集信息的方法。问卷法也是教学评价中常用的方法之一,它具有效率高、便于进行定量分析等特点。根据回答问卷的方式可分为封闭式(结构式)和开放式(非结构式)两种。封闭式问卷提供备选答案,供调查对象选择或排序;开放式问卷则要求被调查对象写出自己的情况和看法。在实际运用时,两种方法常常结合起来,以封闭式问题为主,辅以若干开放式问题,以便收集到更加全面、完整的信息。目前,在护理教学中对学生的情感态度、动机、兴趣、职业认同感等方面的评价多采用量表式问卷法,也可用于了解学生对教学工作的反馈意见等。编制良好的问卷是成功实施问卷法的关键。

(四)访谈法

访谈法(interviewing method)是通过与被调查对象交谈而获取信息的方法。与问卷法均属于基本的调查方法,能全面、有效地收集关于学生在学习态度、需求、观点等方面的资料信息。根据被访谈人数的不同,访谈可分为个别访谈和集体访谈。访谈法的实施较灵活,适用于对象较少的场合,面对面的交流信息。但访谈法对访谈者的要求较高,访谈者的个性(价值观、偏好、交谈方式、表情态度等)会影响被访谈者的反应。此外,访谈结果的处理和分析也比较复杂。

(五)自陈法

自陈法(self-report method)是评价者根据一定的标准对自己进行评价,即自我鉴定。自陈法有利于全面地收集信息,形成准确的判断,有利于促进评价者自己主动去寻找问题、自我完善。此方法作为学生自我调整学习计划的手段易收到良好的成效,但要注意防止出现误差。自我测量一般会有偏高的倾向,因此应与他人评价结合起来,弥补自我评价的不足。

三、学生学业评价的原则

学生学业评价需要遵守一定的原则,这些原则来源于实践,同时又受到实践的检验,因而具有实践性。在现行高等教育制度下,下述考核原则是适用的。

1. 强制性原则

是指考核时要求每位学生必须参加,缺考者成绩以零分记录。这是现行教育中的强制因素所要求的,如果考核失去强制性,现行的整个教育制度将难以维持。因此,在对学生进行学业成绩考试时,教师应坚持强制性原则,慎重对待学生缓考、免考要求,根据学校制定的相应规定严格执行。

2. 公平性原则

是指考核对每一个学生在形式上必须是公平的,不允许有任何学生得到特别的帮助。考试作弊是对公平性原则最大的破坏,而防止并严肃处理作弊现象正是为了维护这一原则。

3. 限时性原则

即考试要有时间规定,要造成紧张的考试环境,在短期内充分调动学生的智力和精力,这样才能强化考核的作用,使其不致混同于其他的教学环节,如复习、做作业等。

4. 揭晓性原则

即考核题目不到揭晓时不应让学生知道,严禁在考前通知、泄露和暗示。考前搞应试重点复习,固定试题范围等做法从原则上讲都是不适宜的。

各项考核原则是相互补充、相互制约的,共同组成一个统一的原则体系,对任何原则的违背都将破坏整个体系。例如,没有揭晓性原则的严格遵守,公平性原则就无从谈起。

四、学生考试试题类型及编制

考试的题型取决于考试的目的、内容、规模、学生的能力及各种题型的特点等几个方面。所有类型的试题均有其优点及局限性,所以,对不同知识点的掌握可用不同的题型考试,一次考试题型不宜单一,也不宜太多,一般不超过 5 种类型的试题,以测试学生达到教学目标的程度。护理学专业的考试试题一般分为两大类,即主观题和客观题,又各自分为不同类型。

(一)试题类型

1. 主观题(subjective item)

又称自由应答型试题,学生回答问题时可自由组织答案,教师评分也需借助主观判定。常见的题目形式有论述题、简答题、病例分析题等,也可用于操作技能考核。这类试题用于测量较高层次的认知目标,如综合、评价等,对学生的思维逻辑性与条理性、文字表达能力、分析问题与解决问题的能力有较高的要求和较好的检查效果。这类试题易于编制但一次考试题量不多,知识覆盖面较小,且评分易受主观因素影响。

2. 客观题(objective item)

又称固定应答型试题,这类试题在编制时已给出答案形式,格式固定,评分标准易于掌握,常见的题目形式有:各类选择题、正误题、匹配题等。客观题适用于测量知识、理解、应用、分析等层次的认知目标,但不适合测量综合、评价等高层次认知目标。客观题答案明确,回答简便,在限定的测验时间内可以包含足够的试题数量,保证对教学内容的覆盖面;客观题备有明确的标准答案,评分准确、简单可靠、可采用计算机识别。但客观题编制需要专门的技巧,易受考生阅读能力的影响,且考生对试题的随机猜测,会有一定的猜对几率。长期过量使用客观题,易导致学生养成死记硬背的学习习惯。无论主、客观型试题,都各有其优点和局限性,在不同课程的考试中,应根据课程情况和教材内容选定。

(二)试题的编制

1. 选择题(multiple - choice item)

选择题是 20 世纪 50 年代逐步完善起来的一种题型,它一般由题干和供选择的 4~5 个答案组成。有一个(或组)是正确或最佳答案。题干表示题目的情境,多为一段叙述、一个问题或一份简短病历(有时附图表、照片)等。答案是对题干的回答或使题干的含义完整化。在若干个备选答案中,其中有一个(或组)是正确或最佳答案,其余答案是似乎正确的错误答案,具有迷惑性,称干扰答案。

选择题的类型有多种,目前国内护理教育测量常用的有 3 种类型:最佳选择题(A 型题)、配伍题(B、C 型题)、复合选择题(X 型题、K 型题)。

(1)编制原则。

① 题干应明确规定题意,措词清楚明了,准确无误。

②选项至少在 4 个以上,因为选项越多,猜对的可能性越小。

③选项文字表达力求详简一致,最好简短精练。

④不能对正确答案有任何暗示。

⑤适当安排干扰答案,使它与题干有一定的逻辑联系,并且增加选项之间的相似性。

⑥正确答案的位置,可按逻辑顺序或时间顺序排列,或者随机排列。

(2)参考例题。

1)最佳选择题(one - best - answer multiple - choice item),简称 A 型题,是最常用的选择题试题,主要有 3 种类型。

①单句型最佳选择题(简称 A1) 其结构是由一个题干和 4~5 个供选择的备选答案组成。答案中只有一个是最佳选择,其他均为干扰答案(以下各例题凡设有※的为正确答案)。

例题:构成护理程序的基本结构框架的理论基础是( )

A.人类基本需要层次论

B.系统论※

C.解决问题论

D.应激与适应理论

E.生长发展理论

A 型题的表述形式多为肯定的,但也有一些为否定的 A 型题。以这种形式表述的试题,在各备选答案中除一个外都是正确的,因此,回答时要求学生选出最不适用的一个,或用得最少的一个,或者在某方面是例外的一个。这种命题方式,在解题时通常会给学生造成一个从肯定到否定的突变,容易答错题目。因此命题时否定词表达应醒目,以提醒学生注意。

②病例摘要型最佳选择题(简称 A2),试题以一个小病例出现,有 4~5 个供选择的备选答案。

例如：患者李某，男，49 岁，肝癌晚期，病情日趋恶化，近日对医务人员工作一直不满，常常对陪伴家属发脾气，请问该患者的心理反应属于(　　)阶段。

A. 愤怒期※

B. 否认期

C. 接受期

D. 协议期

E. 犹豫期

③病例组型最佳选择题(简称 A3)　　试题的形式是开始描述一个以患者为中心的临床背景，然后提出多个相关问题。通常一个病例组试题包括的问题不超过 3 个，每个问题都与起始的以患者为中心的临床情境有关，但测试要点不同。试题的设计要保证每一个问题的回答相互独立，应试者要为每个问题选择一个最佳答案，其他的选项可能部分正确，但仅有一个最好的回答。

例如：患者张某，输血过程中出现呼吸急促、血压下降、头胀、四肢麻木、腰背部剧痛、黄疸等症状。

①该患者可能因为输血发生了(　　)

A. 发热反应

B. 溶血反应※

C. 过敏反应

D. 枸橼酸钠中毒反应

E. 急性肺水肿

②护士可给患者应用热水袋，放置于(　　)

A. 背部

B. 腹部

C. 足部

D. 腰部※

E. 腋窝处

③患者尿液中可含有(　　)

A. 红细胞

B. 血红蛋白※

C. 大量白细胞

D. 胆红素

E. 淋巴液

2) 配伍选择题(matching multiple – choice item)，是一种难度稍高的选择题，可有效地用以测试知识的相关性。类似多项选择题，它们都有一组题干，都有一组选项用来从中选择正确的答案。题干说明的是一半，而选项是另一半，相互一致。编写试题时要把匹配的选项列在同一页面，匹配的选项一般为 5 个，不能太多(不超过 10 个以上)。在一组试题中，每个备选答案可以选用一次，也可以选用几次，或者一次也不选用。见下列例题。

A. 提供热能

B. 改善微循环

C. 补充蛋白质和抗体

D. 扩充血容量

E. 调节酸碱平衡

下列两题应选择：

①羟乙基淀粉的作用（D）

②低分子右旋糖酐的作用（B）

3）复合选择题（compound multiple – choice item）　包括复合是非型选择题（K型题）和多项选择题（X型题）两种。目前X型题运用较多。

X型题：又称多选题，一道试题配置有4～5个备选答案。要求考生从备选答案中选出2个或2个以上的正确答案。多选、错选均不给分，少选有时给部分分值。

例如：通常甲状腺功能亢进患者可触诊到：（BD）

A. 奇脉

B. 洪脉

C. 丝脉

D. 水冲脉

E. 绌脉

2. 是非题（true – false item）

是非题又称正误题，是要求学生对一则陈述的命题，给予对或错（是或非）判断的一种试题形式。有时候，也要求学生改正错误的地方或描述对或错的依据。其表达形式有"是或非""正或误""对或错""T（true）或F（false）"，只有是非两种可能的答案，不能有第三种似是而非的意义。见下列例题。

例1：心绞痛与心肌梗死常呈胸骨后及心前区的压榨性疼痛，用硝酸甘油可缓解。（F）

例2：医院感染的对象不包括所有在医院活动的人员。（T）

是非题命题容易、作答方便、评分容易且客观、测验的效率较高，适合于测量学生知识、理解层次的目标，也可以检验学生对重要原理或概念的理解。但是，是非题得分易受猜测的影响，学生可能全凭运气就能答对50%的考题。在编写是非题时要遵循以下原则。

（1）题意正确与错误的题数应大致相等，随机排列顺序。

（2）避免使用"通常""有时"或其他暗示性的特殊限定词。因为这些词语经常在正确的陈述中出现，容易让学生猜中答案。另外，避免使用"永不""总是""绝对"等词，因为这些词语常提示一个错误的描述，容易使学生猜到答案是"非"。

（3）题目的陈述必须清晰准确，不得含糊其辞。每个题目只能有一个中心问题或意思，不能出现双重意思。

（4）题目的文字避免直接抄录教材的内容。

3. 填充题（completion item）

填充题又称为填空题，要求用数字、词组、短语或符号填入有空缺的句子里，从而测量学生记忆能力的一种测验方法。

以下是填充题例题。

例1：护理危重患者时，做好呼吸训练的目的是_____。

例2：噪声强度在_____分贝时即能产生相当的干扰。

填充题主要测量学生对知识记忆的程度，应用范围广、不易猜测，适合于测量对事实和具体信息的回忆，出题较容易。但是填充题不需要深刻的分析、思维和理解能力。作答的确定性差，评分的主观性强，无法由计算机阅卷评分。编写填充题时应遵循下列原则。

（1）要求学生填充的内容，必须是重要的内容和关键的词。

（2）每个空缺应当有确定的正确答案。

（3）避免从课本上抄录整个的句子。

（4）使填空部分预留的空白有一定的长度，不要放在句首，每一题的空白不宜太多，以保持一个填充为宜，避免产生暗示。

4. 论述题（essay item）

此类试题最大的特点是考生可根据教师提出的问题自由作答。若对考生作答不加任何限制，可以测量考生的综合评价能力；若对考生作答予以一定的限制，可以测量考生的理解、应用和分析能力。其优点是可以测量学生分析问题、解决问题、表达思维的能力，是测量学生较高层次学习结果的重要方法。其缺点是评分的主观性大，需要由专业教师评阅，且花费时间较多。

编制原则：

（1）题意要清楚明确，使考生切实理解试题的意图。

（2）论述题要能测量学生高层次的认知能力，即学生对基本内容进行思考并将其运用于具体情形，避免题意笼统、空洞，答题范围不能太宽，还要避免仅测量学生对材料的简单的评估。教材或讲课中有系统陈述的论题，不宜用论述题考核，避免误导学生死记硬背。

（3）每题给出作答时间和字数的参考值，便于考生合理安排。

（4）不应允许考生选择试题作答，如5题中选3题。如果让考生自由选择题目应答，其成绩就失去了考生之间相互比较的可能性。

（5）出数量较多的具体且能简单回答的题目，避免数目少而太大的题目，这样可以测试更多的内容。

（6）在平时的教学中就要培养学生掌握此种题型的知识点，即要经常对学生进行这方面的训练，例如提出让学生思考的问题，并分组进行讨论，教他们如何将理论运用到实际情形等，可事先给些样板题让他们做。

（7）事先准备好答题要点。

例题：医院病床与家庭用床有何区别？为什么有这些区别？

五、考核的组织与管理

考核是一项复杂而严肃的工作，是护理教学工作中的重要环节，有效的考核有助于促进护理教学质量的提高。在考核前应有周密的计划，并严密组织，以保证科学、真实地反映学生成绩。

（一）明确考核目的

学生成绩测量和评价的目的不同，则考核的计划编制过程和要求也各有不同。在编制计划时，首先必须明确是平时检查性的诊断性评价考试，还是课程考试；是目标参照性评价还是选优的常模参照性评价。目的要求不同的考核评价，其内容、方法及工作程序也不完全相同。

（二）确定考核范围

考核的范围应遵照护理课程标准的要求来确定，特别是总结性评价更应如此。有时为更好地鉴别学生的学习潜力，考核时也可出一些超出标准的内容，但分数所占比重要恰当，也可作为附加分数。由于护理学是一门实践性很强的科学，故一般的考核至少应包括认知和技能两个领域，毕业实习阶段，还应对学生的情感、态度作出评定。

考核时各部分教学内容所占的比例，应根据不同内容的相对重要性进行合理的分配，不能单纯依据教学时数的多少分配。考核内容的覆盖面要广一些，减少抽样误差，对重点内容有所侧重，以提高考核的效度。

（三）确定目标层次和考核办法

考核课程特点和考核目的不同，各领域考核的层次各有差异，一般在总结性评价时应对各个层次都进行严格的考核，方能较全面地对考生的学业成绩作出判断。至于认知领域各层次所占比例，不同性质的考核也各有不同。例如某些国家研究生的考核，知识占15%，理解占25%，应用占30%，分析占15%，综合占10%，评价占5%。日本医生的考核，知识的记忆占25%，知识的理解占35%，解决问题的能力占40%。目前我国的护理考核，多是侧重于知识的理解和记忆，高层次的知识和技能考核较薄弱，应注意和改进。

考核试题和方法的选择：一般认为认知层次低的目标考核宜采用多选题、是非题、填空题等；高层次认知目标的考核，特别是综合和评价层次以论述题考核为好；操作考核应采用实践性考核为主。

试题的量与考试时间的长短要匹配，首先应根据护理教学大纲使各教学重点有足够的题目，以保证考试的内容效度；其次应使大多数学生能在规定时间内完成全部试题。应该注意的是，一般考试中使用选择题题型时，题量不应该太少，通常不应少于30题。选择题的答题时间按平均1~1.5分钟完成1题估算。

（四）编制试卷

1. 制定试题设计蓝图（又称双向细目表）

编制一份优良的试卷，需要精心设计，反复推敲。一般应先制订细目表，用于明确所测量的学习结果和教学内容的关系，以及各教学内容与不同测量层次的相对比例，确保考试质量和考试内容的代表性。在此基础上，亦可对每一考核层次进一步编制细目表，包括考核方法、题量、分数分配，格式见表9-1。

表9-1　某科学试题设计蓝图

	第一章	第二章……第 n 章	合计(%)
理解	A_{11}	A_{12}……A_{1n}	
知识	A_{21}	A_{22}……A_{2n}	
应用	A_{31}	A_{32}……A_{3n}	
分析	A_{41}	A_{42}……A_{4n}	

续表 9 - 1

	第一章	第二章……第 n 章	合计(%)
综合	A_{51}	$A_{52}……A_{5n}$	
评价	A_{61}	$A_{62}……A_{6n}$	
合计			100.00
题型			
题目数量			
内容比例			
答题时间			

2.命题

有手工命题和计算机命题两种,此处主要介绍手工命题的基本知识。命题质量的好坏对试卷质量有十分重要的作用,应注意以下 6 点原则:①根据细目表的要求命题;②题型不宜单一,也不宜太繁杂,一般不超过 5 种题型;③掌握好试题的难度和区分度,一般认为一张试卷,基本分掌握在 65% ~70%,难度分 20%,水平分 10% 左右;④编制出 2 份难易水平相当的试卷,以备调用;⑤试卷文字要准确清楚,核对无误;⑥事先制订好评分标准。

(五)考核的管理

考核的实施,就是将试卷由单纯的测量工具转变为反映考生水平的测评结果。考核实施管理的根本任务,就是保证考核过程顺利无误以及考核结果的客观真实。

1.试卷管理

确保试卷机密是对考试实施管理的首要要求。必须采取一切措施不让任何外界人员获悉试题。同时,制定命题纪律,要求每个命题人员严格遵守。

2.考场制度

考场制度是由主考部门制定的关于监考人员和考生在场内的行为准则,是防止舞弊行为,保证考核顺利进行的手段之一。考场制度有两部分,一部分对监考人员,一部分对考生。

(1)监考人员:①在规定的时间内到达考场,考试期间不得离开考场;②严格遵守考核规则,不暗示,不解释;③严格掌握考核时间,不得随意延长;④防止和制止考生作弊行为并进行处理。

(2)考生:①不得将有关书籍、笔记及其他可能作弊的电子设备带入考场;②提前 15 分钟进入考场,迟到 30 分钟不得入场,考试开始 30 分钟后方准交卷出场;③对试题有疑难时,不得向监考人员询问,如果遇到试题分布错误、漏印或字迹模糊等问题,可举手询问;④答卷前在卷面填写专业、姓名、学号或考号,凡有漏填或字迹模糊无法辨认的试卷,一律当作废卷处理;⑤考试结束,时间一到,应立即停止答卷,并将试卷翻放在课桌上或上交监考人员后再离去,不得将试卷带走;⑥不得以任何形式作弊。

3.考场设置

考场应设置在周围环境安静,室内光线良好,温湿度适宜的场所,桌椅高度适中,考生座位之间前后左右保持一定的距离。考试由教务部门统一安排,教研室负责实施。

(六)阅卷

教研室应根据标准答案规定评分标准,组织教师分题阅卷,不可单人改整套完整试卷。为统一标准,主观性试题应指定专人批改。根据评分依据的不同,成绩评定有绝对评分法和相对评分法两种。

1. 绝对评分法

绝对评分法是以护理学专业的培养目标或课程目标作为评分依据评定学生成绩。因此,试题是否很好地代表欲测内容的总体,是绝对评分的前提。如果试题代表性不好,则对考生作出的评定就不能准确地反映达到护理教学目标的程度。绝对评分法一般采用百分制,也可用五级记分法,即以 90 ~ 100 分为优秀,80 ~ 89 分为良好,70 ~ 79 分为中等,60 ~ 69 分为及格,59 分以下为不及格。

绝对评分法的另一种方式是采用评定量表或检查表,多用于成绩评定难以量化的实践性考核和主观感情、态度方面的考核。

2. 相对评分法

相对评分法是以同一集体该课程考核的平均成绩(常模)作为评分依据来判断每一考生在该集体中所处的相对位置。通常用标准分数 Z 或 T 来表示,也称为标准化分数。

Z 分数的公式如下:

$$Z = \frac{X - \bar{X}}{\sigma}$$

X:某生的原始分数

$\bar{X}$:集体得分的平均值

σ:总体标准差

例如:某课程年级的平均成绩为 70 分,标准差为 10 分,A 生得 90 分,B 生得 50 分。A、B 两生的 Z 分数分别如下:

$$Z_{(A)} = \frac{90 - 70}{10} = 2 \qquad\qquad Z_{(B)} = \frac{50 - 70}{10} = -2$$

A 生的标准分数 $Z = 2$,即表示该生超过年级平均水平两个标准差单位,根据正态分布可以推算出在该集体中大约有 2.27% 的学生成绩超过他,成绩属于优秀;B 生标准分 $Z = -2$,说明落后于平均水平 2 个标准差单位,大约 97.73% 的考生超过他,成绩属于低劣。

为了使标准分数 Z 值变成正数,并减少一位小数,可将 Z 分数总和的平均数定为 50,标准差为 10,即 T 分数。其计算公式如下:

$$T = 10Z + 50$$

按上例,A、B 两生的 T 分数如下:

$$T_{(A)} = 2 \times 10 + 50 = 70$$
$$T_{(B)} = -2 \times 10 + 50 = 30$$

标准分数无实际单位,除可以表示考生学习成绩相对位置外,也可用于不同课程学习成绩的比较。

对于因故未参加考试和考试不及格者,应由教务部门统一安排补考。补考成绩分及格和不及格两档。

六、考核的结果分析与评价

对考核结果进行科学的分析是不断提高考核质量的重要手段，也是作出有效评价的前提。学生考试结束后，评价并没有结束，应该发现考试成绩评定教与学中存在的问题，不断改进考核方式方法，不断提高命题质量，才能更加科学地评价学生。本节主要介绍考试阅卷后对学生考试成绩的分析和对试题质量的分析。

（一）考试质量分析

试卷的成绩分析是考试后必须要做好的工作，目的是了解本次教学的总体质量，学生对教学目标掌握的程度，以及发现教学中存在的问题、试卷编制的一些问题等。

1. 计算本次考试的平均成绩和标准差。

2. 计算和绘制本次考试成绩分布表和图。

举例：某院校 50 名学生内科护理学考试成绩如下：

第一步：先将学生考分从大到小排列。

97	95	93	92	91
90	88	88	87	86
86	85	84	84	84
83	83	81	81	80
80	80	79	79	78
78	78	76	76	75
74	74	74	73	73
71	71	69	68	68
67	66	66	63	63
62	61	60	58	55

第二步：编制考试分数频数分布表，按 5 分一个组距，计算每组频数。

组数	起止点	频数	频率
1	97 ~	1	2
2	92 ~	3	6
3	87 ~	5	10
4	82 ~	8	16
5	77 ~	10	20
6	72 ~	8	16
7	67 ~	6	12
8	62 ~	5	10
9	57 ~	3	6
10	52 ~	1	2

第三步：绘制考分频数直方图和线图。

以上述频数分布表所列数据为例，横坐标为成绩，纵坐标为频数，所得矩形为直方图，连接直方图顶端的中点即为线图。

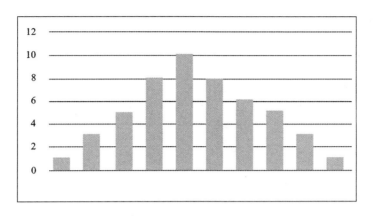

如果考试设计合理，则直方图及多边图所示的分布曲线应呈正态分布，如果考题偏难或偏易将呈现以下非正态分布。

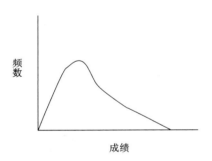

考分呈正偏态分布

（高峰偏左表明考题偏难或学生基础差）

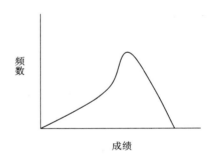

考分呈负偏态分布

（高峰偏右表明考题偏易或学生基础好）

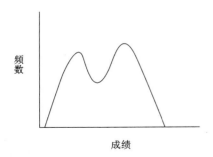

考分呈驼峰型分布

（考题难度集中于过小和过大两端，或学生基础相差较大）

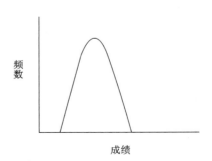

考分呈陡峭型分布

（考题中等难度偏多或学生基础较为整齐）

第四步：计算平均成绩和标准差，平均成绩用 $\overline{X}$ 表示：

$$\overline{X} = \frac{\sum_{i=1}^{n} X_i}{n}$$

$\sum$：表示数据之和

X_i：表示一个数据

n：数据总数

样本标准差 σ 表示：

$$\sigma = \sqrt{\frac{\Sigma (X_i - \overline{X})^2}{n}}$$

X_i：为某个数据

$\overline{X}$：该组的平均数

n：数据的总个数

根据均数加减 1 个或 2 个标准差，来反映本次考核学生成绩的集中趋势和离散程度。按理论比例的要求，一次考试的平均成绩应在 75 分左右，均数加减一个标准差或加减 2 个标准差，应包括了 68.28% 或 95.40% 的成绩。

(二)试题质量分析

对于考试试题的分析，常用的指标是试题的难度和区别度。

1. 难度(difficulty)

难度是指试题的难易程度，通常用难度指数 P 表示。由于试题记分的方法不同，难度指数的计算方法也不同。

(1)0、1 记分试题难度指数计算。0、1 记分试题又称二分变量记分试题，试题的答案只有"对"或"错"两种。倘若不考虑考生作答时猜题成功的几率，那么该类题的难度指数计算公式为：

$$P = \frac{R}{n}$$

R 代表答对人数，n 代表所有被测试的人数。例如：有 50 名学生参加考核，答对某题的考生有 30 人，那么该题的 P 值为：

$$P = \frac{R}{n} = \frac{30}{50} = 0.6$$

(2)非 0、1 记分试题难度指数的计算。非 0、1 记分试题是指得分可从 0 分至满分的试题。该类试题难度系数计算公式为：

$$P = \frac{\overline{X}}{W}$$

$\overline{X}$：全体考生该题得分的平均值；W：该题的满分值。例如：某题全班考生的平均分为 10.5 分，满分为 15 分，该题的 P 值为：

$$P = \frac{\overline{X}}{W} = \frac{10.5}{15} = 0.7$$

P 值越大，题目就越容易；P 值越小，题目越难。题目太容易或者太难都难以判断学生的学习实际情况，试题的信度也越低。在实际操作中，测试学生的学科成绩时，应该将整个试题难度控制在 P 值为 $0.4 \sim 0.7$；而作为竞赛类试题，难度应适当提高，以 $0.35 \sim 0.65$ 为宜。考生人数较多时可采用"两端法"，将每个考生的总分由高到低排列，分别从高分端和低分端各取总人数的 27% 构成高分组和低分组，来代表全体考生的成绩。

2. 区分度(index of discrimination)

区分度是指试题对学生的成绩优劣或高低的鉴别程度，其范围为 $-1.00 \sim +1.00$。倘若一道试题的区别度高，那么这道题就意味着对学业成绩好的和差的学生有较好的鉴别能力。

(1)0、1 记分试题区别指数的计算，采用"两端法"计算区分度的公式。

$$D = P_H - P_L$$

D：试题的区别指数

P_H：高分组该题答对的人数比率

P_L：低分组该题答对的人数比率

例如：某题高分组答对的人数比率为 0.85，低分组该题答对的人数比率为 0.4，那么该试题的区别指数：

$$D = P_H - P_L = 0.85 - 0.4 = 0.45$$

(2)非 0、1 记分试题区别指数的计算。对于非 0、1 记分试题来说，由于试题分数和考试总分均为正态连续变量，因此可以用考生在某题上的得分与其考试总分之间的积差相关来表示该题的区分指数，该试题的计算公式如下：

$$r = \frac{\Sigma XY - (\Sigma X)(\Sigma Y)/n}{\sqrt{\Sigma X^2 - (\Sigma X)^2/n} \cdot \sqrt{\Sigma Y^2 - (\Sigma Y)^2/n}}$$

r：积差相关系数(在此表示区别指数)

X：考生在某题上得分

Y：考生考试总分

n：考生总人数

例如：某试题的数据为 $\Sigma X = 70$，$\Sigma X^2 = 480$，考试总分的数据 $\Sigma Y = 830$，$\Sigma Y^2 = 58850$，所有考生某试题得分与其总分乘积和 $\Sigma XY = 5150$，考生总人数 $n = 210$，该题的区别指数为：

$$r = \frac{5150 - 70 \times 830/210}{\sqrt{480 - (70)^2/210} \cdot \sqrt{58850 - (480)^2/210}} = 0.185$$

区别指数的数值在 $-1 \sim 1$ 之间，如果某题区别指数为正值，其数值越大，表明该试题的区别度越好。即高分组考生答对该题的人数多于低分组的人数，能将考生掌握该题考核内容的优劣程度区别开来。相反，如果某题的区别指数值很小甚至为负值，则表明高分组答对该题的人数相近于或者是少于低分组的人数，也就是说该试题的区别度有问题。此时应对该题进行分析，寻找原因，给予必要的修改或删除。一般认为区别指数在 $0.15 \sim 0.30$ 为试题良好，大于 0.30 为优秀试题，小于 0.15 则不宜采用。判断试题的质量应该把难度和区别度结合，单纯以难度和区别度来分析试题都是片面的。

(三)评价考核质量的基本指标

评价考核质量的指标有很多种，其中最主要的是信度和效度。

1. 信度(reliability)

信度即可靠性，是指试题的可靠性和一致性程度，通常用测得的两组分数间的相关系数来表示。信度系数要求在 0.90 以上；低于 0.7，说明该测试可能不可靠。其数值越大即表示该测验的信度愈高。反之，则信度很低。检验信度通常用两次考核结果的相关性来表示，其相关系数称为可靠性系数或信度系数。

2. 效度(validity)

效度又称有效性，是指试题能够正确地测量出它所要测量的特性或功能的程度。常用内容效度和效标关联效度来表示。

(1)内容效度(content validity)，是指试题对有关内容和行为范围抽样具有代表性。例如，要了解学生对某门课程的掌握程度，我们可以在有限的时间内选择部分内容进行考试，用考试的结果推论总体情况。

(2)效标关联效度(criterion related validity)，是以一次最有效的测试成绩作为效标，计算本次测试成绩与效标之间的相关系数。由于可以用数量化的指标来反映考核内容的有效程度，故也可称统计效度。校标效度是检验考核效度的参照标准，必须具有一定的信度。相关系数越小，效度越低，相关系数接近 1 表明效度很高，考试成绩有效，相关系数在 0.4 ~ 0.7 表明有效，相关系数小于 0.4 表明效度很低。

效度和信度密切相关，信度是保证效度的必要条件。考核结果只有可靠才会有效，但有效却不一定可靠。因此当考核成绩的信度和效度不能兼顾时，应首先保证其信度。

第三节 教师教学评价

教师教学评价是对教师工作的价值作出判断的活动。教学评价可以为教师的工作提供反馈，促使教师不断提高教学能力，不断改进或完善教学，从而促进教学任务的完成，实现教学目标。本节主要介绍对教师授课质量的评价和课程教学评价两个方面。

一、授课质量评价

(一)授课质量评价的指导思想

对护理专业授课教师授课质量进行全面、科学的评价，首先要明确以什么样的教学价值观作为评定的指导思想。目前教育界素质教育、创新教育的理念已逐渐深入人心，而在护理教学实践中，教学观的相应转变是最根本的。因此在确认教师授课质量评价的指导思想时，应逐步完成以下 5 个转变：①从以教科书为本转变为以学生发展为本；②课堂教学目标从强化应试转变为提升学生综合素质；③从强调结果转变为对学习过程和学习结果都重视；④从信息的单向传递转变为信息的多向交流；⑤从重视陈述性知识转变为对陈述性知识和程序性知识都重视。

(二)授课质量评价的意义

1. 诊断教学问题

通过教学评价，教师可以了解自己的课堂教学目标是否达到，教学方法运用是否得当，教学内容是否正确，教学的重点、难点是否讲清，也可以了解学生学习的状况和存在的问题，便于及时调整教学策略。教师课堂授课质量评价的结果为教师判定教学效果提供了重要的反馈信息。

2. 引导教学方向

教学评价的标准和内容能全面反映教学计划和大纲的要求，能体现学生全面发展的方向，说明教学评价所发挥的导向作用就是积极的、有益的。

3. 调动教师教学积极性

通过课堂授课质量评价的结果，教师可以清楚地了解自己教学的效果。评价好的可以进一步激发教师的教学积极性，提高教学质量。评价差的可以使教师看到自己的差距与不足，积极改进。

（三）课堂教学评价的内容

对教师进行课堂教学评价是评教的主要方面，评价教师的课堂教学可以从以下几个方面考查。

1. 护理教学目标

护理教学目标评价内容主要有：是否按照护理课程标准规定完成基础理论、基本知识、基本技能的"三基"任务要求，循序渐进地进行教学，保证教学质量；是否符合课程教学目标的要求，教学目标是否明白规范，层次是否分明；教学目标是否具有可行性，教学结束时，学生是否达成了目标。

2. 护理教学态度

教学态度是搞好护理教学工作，完成教学任务的前提。主要评价教师对专业的热爱程度，能否做到：忠诚党的教育事业，真诚、热情、民主，教风端正，治学严谨，因材施教，认真备课，积极开展教学改革。

3. 护理教学内容

护理教学内容是保证教学任务的关键，组织好教学内容，有利于学生更好地学习知识。主要内容包括能否达到：完成课程标准规定的基础理论、基本知识、基本技能的"三基"任务，重点突出，概念准确，理论联系实际，能够反映临床的新成果、新方法。

4. 护理教学方法

护理教学方法是完成护理教学任务的重要手段。主要评价是否合理运用了现代化的教学手段，教学方法的组合是否实现了讲授、案例教学、互动、多媒体辅助教学等各种教学方法的切换和衔接，使护理教学成为一种有效的、多方位的、多层次的主动信息交流的过程。

5. 护理教学过程

评价教学过程是否具有启发性，是否注重对学生综合能力的培养，是否注意了因材施教和个性特征。

6. 护理教学效果

教学效果是根据一定教学目的和任务，对教与学两方面的效果进行评价。对教学效果评价包括：授课是否达到了预定的目标；学生对课堂教学过程的接受程度；学生是否喜欢这节课；学生的知识、智能、技能和态度是否得到了提高。

二、课堂授课效果的评价途径与方法

（一）途径

课堂教学评价有多种途径，主要是专家评定、同行评定、学生评定和自我评定等。一般护理院校多采用两种以上的途径同时进行，所得评定结果可相互补充、互相参照，使结果更为科学、客观、可靠。

1. 专家组或领导评定

是指专家组或领导集体对被评教师所作的评定。这种评定影响较大，有一定的权威性。主要由专家组或校、部、院领导通过听课、检查教师教案、召开师生座谈会等形式了解教师的教学质量，作出评定。一般由学校教务部门组织有教学经验的专家教授组成考核组进行。正式评价前要对评价量表中条款的含义进行学习、讨论，取得统一的认识。一般听取被评教师 1~2 学时课。评价小组各成员各自独立填写量表，客观评价。

2. 同行评定

即由护理学教研室（组）或学校的其他教师对该教师进行评定。和其他评价主体相比，同行教师更能胜任对教学的评价。因为同一教研室教师相互之间比较了解，对本学科的课程标准、学术动态、教学意图、内容方法，以及对师生的背景情况（如教师的专业水平、责任心、工作习惯、教学态度、学生的基本能力、总体水平、学习热情等）较为熟悉，因此容易组织和作出恰当的判断，也有利于教师之间的相互学习、交流，提高护理师资队伍的整体水平。同行评定往往也有所谓"文人相轻"的消极因素，应注意避免。

3. 学生评定

学生评定，是护理教师教学质量、教学效果评价的主要依据之一。教学的对象是学生，对于教师教学质量好与坏，学生最具有发言权。通过学生对教学评定，可以反映出教师在学生中受欢迎的程度、师生之间的人际关系，以及可以反映出教师的教学方法、教学艺术是否符合学生的要求。学生评价较多采取问卷调查方式进行调查或召开座谈会的方式了解学生对课堂授课质量感受。开展学生问卷调查或召开学生座谈会直接反映了学生对教学活动评价的参与程度。对于一些非即时性的教学评价，教学管理部门要及时把评价结果反馈给教师，使教师及时觉察自己教学中的问题，从而改进教学。

然而由于学生主要是从个人的学习角度评定教学，他们缺乏对教学目标或意图、教学内容及方法上的总体了解，学生的学习方法、学习成绩，甚至个人喜好都可能使他们在评定课堂表现中产生一定的误差，因此学生评定应与其他评定参考使用。

4. 教师自评

护理教师对自身教学活动进行评定，也是护理教学评定的一个主要途径。教师自评一般可以采取填写课堂教学质量评价表（教师自查表）或书写教后感等方式进行。建立教师自评制度，有利于促进教师对自己的教学进行及时的反思，符合发展性的教师教学评价的基本理念。

在实践中，护理教师评价实施过程要充分发挥教师评价的积极作用，需要采用恰当的评价策略。建立自我评价与同行评价、领导专家和学生评价相结合的评价机制，因为，这 4 种方法对教师评价来说各有侧重，要将他们有机结合起来进行综合评价。如果 4 种方法都使用，权重分配为领导专家评价占 25%，同行评价占 20%，学生评价占 45%，自我评价占

10%。另外，评价过程要与校园文化兼容，力求使评价的指标及评价实施过程与校园文化协调一致。评价在技术上要做到简单、一致、全面，即评价信息搜集的一致性，评价信息源设计的全面性，选择的方法力求简单。

（二）方法

目前国内几乎所有的院校教师授课质量评价都采用评定等级量表（或称评价表）的方法来进行。由考评人员（至少3人）听课，根据教师的授课情况进行打分，然后将考评表汇总，统计分析并得出评价结论。对评价指标体系的量化一般有两种方法，一是一次量化，即对指标直接赋值；二是二次量化，又称模糊评判法，即对指标先作定性描述（如很好、较好、一般、较差、差，或A、B、C、D、E等），再对不同级别的定性描述赋予量值。二次量化由于简便易于统计处理，已被广泛采用。

三、课程教学评价

1. 课程评价内容和特点

与课堂教学评价相比，课程教学评价内涵更丰富、更全面、更系统，更能反映教师的教学观、教学价值观和教学质量观。随着科技的发展，现代教学技术在课程教学中推广应用，大学课程的教学目标、内容体系、教学模式和教学方法都在发生变化，已成为一个多元素、多结构的动态系统工程，因此必须运用系统论的理论和方法，进行整体的谋划和设计，在此基础上进行精心贯彻和实施，并在实施过程中收集反馈信息，进行反思、调控和修正。

开展大学教师课程教学评价，要突出几个方面：①树立课程教学整体设计的观念和思想；②强调课程学习的整体意识，提高学生综合学习、综合分析和综合解决问题的能力；③全面考虑学生在课程全程教学中的参与度、互动程度，注重其高水平认知和探索能力的培养。

2. 评价方法

课程教学评价的常用方法包括：①查阅文件法，主要查阅课程教学大纲、课程整体设计和单元课教学设计以及部分教案（书面、电子版教案）、课程作业学业过程评价和终结评价等；②说课评议法，由课程负责人介绍本课程教学设计的思路、实施方案、成果以及进一步的计划；③现场检查法，如课堂教学听课、实践教学现场检查等；④学生评议法，包括发放学生访谈、举行座谈会、填表打分法等。

思考题

1. 如何认识教学评价的功能？

2. 绝对评分法和相对评分法的优缺点有哪些？

3. 你觉得可以从哪些方面评价教师授课质量？

4. 考生成绩呈驼峰型分布说明了什么？

5. 试比较各种测量方法的优缺点。

6. 如果让你为本科生期末考试出选择题，你会怎么出，为什么？

7. 试对班级的一次考试结果进行分析。

8. 为检查"基础护理学"的教学质量，请选择恰当的评价方法，并说明理由。

第十章 护理学专业的教师与学生

学习目标

识记:

1. 能准确说出教师与学生的权利与义务。

2. 能正确简述护理专业教师队伍培养的主要途径。

理解:

1. 能运用自己的语言正确解释下列概念:

教育机智;敏感性;移情理解;师生关系。

2. 能联系实际说出护理学专业良好师生关系的作用。

3. 能比较其他职业劳动,正确说明教师劳动的特点。

4. 能运用实例正确说明护理专业教师应具备的职业道德与能力结构。

运用:

1. 能运用本章所学知识,对你所熟悉的教师的心理品质及教学效果作出恰当的分析。

2. 调查访问专业教师和学生,并对调查材料作出分析。

护理学专业的教师与学生是护理教育系统中两个最基本的要素。护理学专业的学生(nursing student)是护理教育活动的对象,护理学专业的教师(nursing teacher)是护理教育活动的直接组织者和实施者。因此,全面了解学生的基本属性,正确认识教师劳动的价值、特点、权利和义务,研究探索护理专业教师培养的方法与途径,以及和谐师生关系的构建,对于实现护理教育培养目标,完成护理教育任务,提高护理教育质量具有十分重要的意义。

第一节 护理学专业的教师

一、教师劳动的特点与价值

(一)教师劳动的特点

任何劳动都有自身的特点,只有认识教师劳动的特点,才能深刻认识护理专业教师。概括起来,护理学专业教师的劳动具有如下特点:

1. 劳动的高度责任性

教师劳动的高度责任性主要来自两方面:

首先，护理教育事业是关于人类的生命与健康的事业。护理教育的成功常常影响人类健康与护理质量的提高，因而社会与人民对教师寄予重望。

其次，护理教师是直接从事护理人才培养工作的，他们的劳动优劣将直接关系到学生的身心发展和前途，因而家长和学生本人也对教师寄予较高期望。

这种高度责任感要求教师必须始终兢兢业业地工作，不能有丝毫满足与放松。

2. 劳动的复杂性

教师劳动的复杂性是由教育对象及其教育过程本身的特点决定的。

(1) 劳动对象具有主动性、多样性。教师的劳动对象是具有主观能动性的人，教育过程如不能与学生主观能动性发生联系，则不可能取得良好的教育效果。教育的劳动对象在身心特点、气质、特长及发展倾向上是各不相同的，并且是在劳动过程中不断变化的，这就使得教师在劳动中经常遇到许多变动、不可控因素的影响。

教师劳动对象的主动性，还赋予这种劳动过程以反作用特点。这种反作用表现出特有的丰富形式和复杂程度。学生作为一种客体，也随时以其思想、感情、态度等影响甚至改造教师的劳动。

(2) 影响学生发展的途径具有多样性。学校不是与世隔绝的封闭体，学生在接受教育的同时，还接受来自家庭、社会及同学等各方面的影响。这些影响常常不一致，甚至出现相悖的情况，这就大大增加了教师劳动的复杂性，不仅要求教师精通对学生的工作，还必须善于利用有利的校内外影响，排斥、转化和抵御不利的校内外影响。

(3) 教育内容的传播具有较高的专业性和技巧性。一个教师必须有深厚扎实的护理专业与人文知识基础，才能保证教学内容的正确性。同时，教师还应该接受护理教育学的专门学习和训练，这样才能在教育过程中表现出高超的教育技巧。教师劳动的复杂性就在于它在任何时候都应当是科学与艺术、情感与技巧的完美统一。

3. 劳动的繁重性

(1) 担负的任务具有多样性。教师担负着多方面任务，他们既要关心学生学习的进步，又要关心学生政治思想的提高、道德品质的养成和身体健康；既要在课内向学生传授科学知识，又要在课余组织学生开展丰富多彩、各种形式的第二课堂活动，发展学生兴趣、爱好、才能；既要全面指导学生校内学习、生活，也要关心他们的校外交往、活动；既要进行知识传授、技能培训，又要从事护理科学研究。这些繁重的任务耗费了教师大量的心血和精力。

(2) 劳动空间的广泛性和时间的无限性。教师劳动的繁重性，还表现在无限量的时空要求上。在时间上，教师劳动没有上下班的严格界限。在空间上，教师劳动的地点没有校内外明确划分，只要有学生的地方，就是教师劳动的场所。班上、班下、实习医院、见习场所都可以成为教师劳动的空间；人的发展的无限性向教师提出无限量的时间要求。

4. 劳动的长期性，效果的滞后性

(1) 人的身心发展特点决定了教师劳动的长期性。十年树木，百年树人，人的成长不是在短时间内完成的，无论是一种知识的掌握，还是道德观念、行为习惯的养成都需要一个长期反复的过程，这就需要教师付出长期的努力。其次，通过教师的劳动，把教育对象培养成人类健康所需要的护理专业人才，需要较长的周期。

(2) 教育规律决定教育劳动效果的滞后性。教育规律表明，教育劳动的效果不是立竿见影的，它需要一个积累的过程。教师工作质量的好坏，往往要等到学生走上社会，服务护理对象时才能得到检验。这就决定了教师的劳动是一种潜在形式的劳动。教师劳动的长期性决定了教师劳动不仅要从当前社会需要出发，而且还应从一个周期劳动结束时护理事业发展需要出发考虑。教师的劳动总是指向未来的。

5. 劳动的创造性

教育对象的特殊性决定了教师劳动的创造性，这种创造性体现在以下几方面：

（1）因材施教进行有区别的护理教学。学生的身心发展各有其特点，尤其在个性发展方面有他们各自的兴趣、爱好和特长。这就决定了教师要想取得好的工作成绩，就必须不断探索创新，因人而异、因时制宜、因地制宜地选择和创造新的教育方式和方法。只有因材施教，才能扬长避短，灵活地、创造性地解决问题。

（2）创造性地运用教学原则和方法。护理教学有原则可循，但无条条框框可套；教学有法可依，但无定法可抄。教学内容不同，教学对象不同，教学条件和教师水平不同，所运用的教学原则、方法就有所不同。同样的教学原则、方法，在一种情况下适用，到另一种情况下可能完全不适用。因此，教师必须根据护理理论与临床实践的情况，创造性地选择、运用教学原则、方法，并经常探索新的、行之有效的教学原则和方法。

（3）创造性地组织加工护理教学内容。教师劳动的创造性，还表现为对教学内容的不断更新改造。就像导演对剧本的再创造一样，教师备课也就是对教学内容再创造的过程，使之既能符合护理学科和教育艺术的发展水平，又符合学生的年龄特征、认知发展水平和学习特点。

（4）创造性地运用各种教育影响。影响护理学专业学生发展的因素错综复杂，并随着社会对护理学科的要求不断变化。如何巧妙运用这些影响，化其弊，扬其益，不可能套用某种固定的模式，而必须发挥每个教师的判断能力、综合能力、驾驭能力和创造能力。

（5）灵活运用教育机智。教育机智（wisdom of education）是对突发性教育情景作出迅速恰当处理的随机应变能力。护理教育不是千篇一律的，教育条件不可能毫无差异地重复出现。在师生交互作用中，护理教育情景往往难以控制，预料不到的情况随时可能发生。教师要善于捕捉学校教育与临床情景中的细微变化，迅速机敏地采取恰当措施，并创造性地利用突然发生的情况把教育活动引向深入。

6. 劳动的示范性与感染性

（1）劳动的示范性。护理学教师劳动与其他劳动的最大不同点，就在于教师主要是用自己的思想意识和言行，通过示范方式去直接影响劳动对象的。著名教育家第斯多惠说："教师本人是学校最重要的师表，是最直观、最有教益的模范，是学生最活生生的榜样。"任何一个教师不管他是否意识到，他都在对学生进行示范。

教师劳动的示范性几乎表现在护理教育活动的每个方面，无论传授知识技能，还是培养思想品德，凡是要求学生做到的，教师都要明确作出示范。此外，教师的思维方式、学习方法和人格特征，都在潜移默化地影响学生。

（2）劳动的感染性。教师在引导学生进入护理专业领域的同时，自己也作为其中的一部分出现在学生面前，参与学生的专业认识过程。教师要想取得好的教育效果，就必须用对事业的真挚感情和优良的个性品质去影响学生心灵，要善于理解学生、关心学生及启迪学生。教师面对的是人，护理专业的服务对象是鲜活的生命，失去感染力的教师不会取得一流的教育成绩。

（二）教师劳动的价值

护理学教师劳动的价值主要体现在教师在人类健康事业和学生的发展中所起到的作用上。

教师是人类文明的传播者与创造者。教师把千百年来人类所积累的科学文化知识与实践经验传递给新生一代，使人类的文明得以延续。同时，教师又是新的科学知识的创造者，他们不断传承、改造古今中外各种科学理论与技术，不断创造新的科学思想、理论及技术，对社会实践与发展具有极大的推动与促进作用。特别是当今社会正处于一个科学渗透千家万户生活，信息瞬息万变，知识爆炸性增长，竞争日益激烈的时代，社会的发展与个人的幸福比以往任何时候都更依赖于教师。人类健康事业的发展需要大批不同层次的高素质护理专门人才，这就需要教师付出辛勤的劳动。

护理学专业教师是新一代护理工作者的塑造者与培育者。教师代表了社会的要求，担负着为社会培养新一代人才的重任，是护理院校教育活动的设计者、组织者。青少年学生正处于心智发展的关键时期，教师通过自己的科学性劳动，可以有效地帮助学生构建合理的认知结构，最大限度地开发学生的心智潜能。并按照社会的要求，用自己高尚的情操、品德、人格，陶冶学生的心灵，塑造学生的行为。可以说，教师的劳动推动着个体精神世界的升华和人类社会精神文明的进步。

二、教师的权利与义务

教师的权利是指教师依法拥有的权利和享受的利益；教师的义务则是教师依法应尽的责任。为了切实保证教师能够充分发挥自己的职能作用，顺利地开展教育教学工作，在《中华人民共和国教师法》中明确规定了教师的权利与义务。

（一）教师的权利

（1）进行教育教学活动，开展教育教学改革和实验。

（2）从事科学研究、学术交流，参加专业的学术团体，在学术活动中充分发表意见。

（3）指导学生的学习和发展，评定学生的品行和学业成绩。

（4）按时获取工资报酬，享受国家规定的福利待遇以及寒暑假期的带薪休假。

（5）对学校教育教学、管理工作和教育行政部门的工作提出意见和建议，通过教职工代表大会或者其他形式，参与学校的民主管理。

（6）参加进修或者其他方式的培训。

（二）教师的义务

（1）遵守宪法、法律和职业道德，为人师表。

（2）贯彻国家的教育方针，遵守规章制度，执行学校的教学计划，履行教师聘约，完成教育教学工作任务。

（3）对学生进行宪法所确定的基本原则的教育和爱国主义、民族团结的教育，法制教育以及思想品德、文化、科学技术教育，组织、带领学生开展有益的社会活动。

（4）关心、爱护全体学生，尊重学生人格，促进学生在品德、智力、体质等方面全面发展。

（5）制止有害于学生的行为或者其他侵犯学生合法权益的行为，批评和抵制有害于学生健康成长的现象。

（6）不断提高思想政治觉悟和教育教学业务水平。

三、护理学专业教师的职责与角色

1. 教师的职责

在社会主义社会，我国人民教师的根本职责是"教书育人"，把全体学生都培养成德智体全面发展的、有理想、有道德、有文化、有纪律的社会主义建设者和接班人。教师的职责主要有 3 个方面：

（1）做好教学工作。

护理教学是教师有计划、有组织地引导学生按照一定的护理教育目的，主要通过学习材料逐步掌握护理学知识与技能，发展智能，增强体质，形成科学的世界观和健全个性的教育活动。护理教学是教师的主要任务。教师要明确教育目的和学校的护理专业培养目标，遵循教育和教学规律，在认真钻研教材，全面了解学生的基础上，组织好教学活动，使学生掌握护理学各教学大纲所规定的学科知识，形成相应的技能技巧，发展学生的智力、能力，并积极进行教学改革，不断提高护理教学质量。

（2）做好思想品德教育工作。

对学生进行思想品德教育是教师的经常性工作之一。教师应通过护理教学活动、课外活动、班导师工作等多种途径教育学生，努力培养学生具有明确的社会主义政治方向、辩证唯物主义的世界观和良好的道德品质。尤其应在学科教学中注意挖掘教材内容的思想因素，有的放矢地对学生进行政治立场和观点、科学世界观及人文关怀教育，使教学内容中包含的丰富的思想教育因素充分发挥功能。

（3）关心学生的身心健康。

这一职责要求教师保护学生的身心健康，发展学生的体力，合理安排学生的学习和文体活动，培养学生良好的卫生习惯，不断提高学生的身体素质。首先，这一职责是全面发展教育目的的要求。教育目的要求培养学生既要培养他们具有良好的智能素质、思想素质，也要具有良好的身体素质。其次，这一职责也是青少年学生身体发展的需要。青少年时期是身体发育与成长的关键时期，这个时期体质的状况往往决定一个人能否正常发育、健康成长。因此，教师在教育教学工作中必须关心学生的身心健康。

2. 教师的角色

"角色"是一个人在多层面、多方位的人际关系中的身份和地位，是一个人在某种特定场合下的义务、权利和行为准则。社会要求每个人必须履行自己的角色功能。

根据国内外教育学家对教师角色的理解，现将教师角色概括如下：

（1）知识的传递者。教师应具有合理的护理专业知识结构及一定程度的人文知识水平，掌握精湛的教学艺术，对学生进行学习方法的指导，使学生热爱学习、学会学习、善于学习，发展学生的思维及创造能力。

（2）教学的设计者。教师要根据教学目标和学生的特点，选择教材和教具，充分利用现代各种媒体，设计教学过程，设计学生和学习材料之间的相互作用。作为设计者，教师要考虑3个问题：教学目标是什么？选择什么样的教学策略来实现这一目标？选择什么样的测验手段来检验教学效果？

（3）学习的促进者。教师要善于激发学生的学习动机，培养学生对专业学习的兴趣，采取各种方式来促进学生的学习，使学生的学习不断深入，学习能力不断提高，教师的支持逐渐减少。

（4）学习的组织者和管理者。教师要进行教学环境的控制和管理，有效地组织课堂教学及临床教学，妥善处理教学过程中的偶发事件，并建立各种教学规章制度，维护正常的教学秩序。

（5）学生的伙伴。教师要了解学生的需要、学习特点、兴趣、个性爱好等，与学生建立和谐融洽的师生关系，以保证因材施教的落实。另外，在教学过程中，教师还应以平等的身份和态度与学生进行讨论和交流，共同解决教学过程中出现的问题。

（6）科学的研究者。教师要不断对自己的教学进行反思和评价，分析其中的不足，提出改进方案；教师还要从事护理学科的科学研究，不断提高自己的学术水平，搭建高质量专业人才培养的平台。

四、护理学专业教师的职业素质

（一）护理专业教师的职业道德

护理专业教师的职业道德是护理专业教师从事护理教育工作时应当遵循的行为准则和规范，既与社会主义道德规范保持一致，又有其与护理教育职业相联系的特点。护理专业教师高尚的职业道德主要包括以下几个方面：

1. 对待护理教育事业的道德

忠诚于护理教育事业，既是一个道德信念，也是护理专业教师最崇高的美德。它是以坚定的共产主义理想、乐观的人生态度和高度的社会责任感为基础并成为实现其他道德准则的前提。对待护理教育事业的道德是护理专业教师处理个人与国家、个人与人民相互关系应遵循的行为准则，包括以下3个方面。

（1）热爱护理教育事业。热爱护理教育事业是护理专业教师热爱祖国、热爱人民的集中表现和实际行动。它既是护理专业教师整体崇高声誉的重要标志，又是每个护理专业教师做好护理教育工作的动力。

（2）不计得失，富于自我牺牲精神。教师劳动的复杂性、长期性和繁重性决定了护理专业教师所从事的是一项艰苦的工作。而教师劳动效果的模糊性、间接性和滞后性又决定了护理专业教师的劳动不易为人们所充分理解。护理专业教师在劳动中倾注了他们的全部精力和心血，但所得报酬却可能低于他们的付出。这就要求护理专业教师具备不计得失、勇于献身及乐于奉献的精神。

（3）高度的责任感、强烈的事业心。高度的责任感是护理专业教师做好护理教育工作的强大动力。护理专业教师的责任感在于自觉地把培养高质量的护理人才作为自己神圣的天职，兢兢业业、勤勤恳恳，把自己的一切献给自己所从事的护理教育事业。

强烈的事业心，就是坚信自己从事的护理教育事业是崇高的事业，决心在护理教育工作中，为党和人民作出更大成绩和贡献，不断进取、勇于开拓，推动护理教育事业不断前行。

2. 对待学生的道德

热爱学生是护理专业教师职业道德的核心，是护理专业教师最崇高的道德感情，是护理专业教师处理师生关系的行为准则。

（1）关心学生，了解学生。学生是教师的教育对象，如果教师失去了对学生的热爱和关心，就失去了做好教育工作的重要前提。实践证明，教师对学生的关心和了解，可以开启学生心灵，加深师生情感，增加学生学习兴趣，提高护理教育质量。因此，护理专业教师应力求全面关心和了解每一个学生，熟悉学生的心理特点，努力使自己成为学生的知心朋友。

（2）尊重学生，信任学生。热爱学生就要尊重学生，尊重学生的人格、自尊心和正当的兴趣爱好。这一道德准则既是社会主义社会中新型的人与人关系在师生关系中的具体体现，又是建立民主、平等、亲密的师生关系，促使学生健康成长的重要条件。尊重学生就要信任学生，信任也是一种教育力量，它能够唤起学生的自信心和对美好前途的追求。运用人文关怀精神，相信每一个学生经过教育都是能够进步的。对犯错误的学生要充分理解、信任，引导他们改正错误。

（3）严格要求学生。教师对学生的爱既表现出强烈的感情色彩，又表现出清晰的理智性和长远目的性。因此，护理专业教师热爱学生最根本的体现就是使学生在思想品德、专业技能和个性发展方面都能健康成长，成为能适应社会需要、现代护理事业需要的专门人才。当然，严格要求并不是越严越好，而应严而有度，严而有理，严而有方，严而有情。

（4）公平公正地对待学生。热爱学生还必须对学生一视同仁，不可偏爱。因为护理院校的教师对学生的爱本质上是反映了他们对党、对人民、对护理专业的热爱，根本目的是培养护理专业的接班人。所以，护理院校的教师应公平公正地对待每个学生，对学生的关心，不以感情亲疏、个人好恶和学生品德优劣情况而转移。

3. 对待教师集体的道德

护理教师之间的关系，以及护理专业教师与整个教师集体之间的关系，是护理专业教师道德生活中的一个重要领域。

和其他劳动领域一样，任何教育劳动成果决非由教师个人劳动所能取得。学生在学校里德、智、体全面发展，有赖于教师集体的共同努力。因此，护理专业的教师要正确处理好与其他教师以及与教师集体的关系。这不仅反映了护理专业教师本人的道德水准，而且还直接影响教育效果的好坏。护理专业教师对待其他教师及教育集体的道德包括：

（1）尊重信任其他教师。首先是尊重其他教师的人格和声誉，应坚决抛弃因个人恩怨而相互损毁的行为。其次，要尊重其他教师的劳动，全面树立相互尊重、相互信任的道德风尚。

（2）支持和配合其他教师工作。在护理教育过程中，教师之间相互协作是经常的、多方面的。有各科教师之间的配合，也有与教学管理、行政人员的配合等。在护理教育教学工作中，教师之间应经常交流、相互支持、相互配合和团结协作，这是护理教育取得卓越成绩、培养高素质人才的必要条件。

（3）尊重依靠教师集体。护理院校的教师集体是担负共同的教育任务的复杂整体。要使这个整体能够成为统一的整体而有效地工作，所有成员力量协调一致非常必要。教师集体中每个成员不仅要对自己的本职工作负责，同时又共同对整个事业负责，要依靠教师集体的力量与智慧，解决护理教育、教学过程中出现的各种新问题。

4.对待自己的道德

（1）以身作则，为人师表。为人师表是护理专业教师职业的重要特征。教师的职业特殊性在于育人，教师的劳动始终具有示范性。教师不仅用自己的知识、技能教人，还要用自己的品格陶冶人，用自己的模范行为去影响学生。这种表率作用是任何其他教育因素都无法代替的。因此，护理专业教师要时时处处严格要求自己，在品德修养、学识才能、言行举止、作风仪表、道德情操、生活方式等各方面"以身立教"，成为学生的表率。

（2）学而不厌，努力进取。护理专业教师要教好学生，向学生传授科学系统的专业文化知识，培养学生从事护理工作的真才实学，就必须具有广博的知识，精通自己所授学科的知识。因为教学不仅仅是简单地传授知识，而且是一种创造性劳动。当代科学技术飞速发展，新兴科学领域不断开拓，知识更新速度加快，学科间知识交叉融合，这就促使护理专业教师必须努力学习，刻苦钻研，不断进取。另一方面，护理教育不仅是一门科学，而且是一种艺术，需要教师通晓教育理论，懂得教育规律，掌握教育技巧，不断提高自己的教学能力与教学水平。

（二）护理专业教师的智能结构

护理专业教师的智能结构包括知识结构和能力结构两个方面。

1.知识结构

护理专业教师的合理的知识结构应包括三方面：

（1）广泛而深厚的科学文化基础知识。护理专业教师应有深厚的文化修养。首先因为各门学科的知识都不是孤立的，当代科学技术正朝着纵向分化和横向综合的方向发展，知识一体化的趋势正在不断增强，要求教师必须顺应这一趋势。其次，正在成长中的青年学生求知欲强，信息获取渠道多。因此，护理专业的教师只有掌握广泛、深厚的科学文化基础知识，才可能满足学生对知识的渴求。

（2）系统精深的专业学科知识。护理专业教师必须精通所教学科的基础知识、基本理论和基本技能，了解学科发展的历史、现状、最新研究成果和未来发展趋势，以及与邻近学科的关系。护理专业教师所掌握的学科知识必须大大超过教学大纲的要求，才可能使学生在护理学领域中达到较高的水平，掌握今后从事护理工作的真才实学，适应护理专业发展的需要。

（3）丰富的教育科学知识与心理科学知识。教育科学与心理科学知识是护理专业教师劳动的工具，要使各种基础和专业知识内化为学生个体的智慧，就必须按照教育科学和心理科学所揭示的教育规律和学生身心发展规律，指导自己的教学实践，使教育、教学真正有效地影响学生，使学生各种潜能得以充分发展。

2.能力结构

护理专业教师的能力结构主要由5个方面组成。

（1）教学能力。教学能力是护理专业教师应当具备的最基本能力之一，可分为3个方面：教学认知能力、教学操作能力和教学监控能力。

第一，教学认知能力。教学认知能力是指教师对所教学科的概念、原理等的概括程度，以及对所教学生心理特点和自己所使用的教学策略的知觉程度。它是整个教学能力结构的基础。

第二，教学操作能力。教学操作能力指教师在教学中使用策略的水平，其水平高低主要表现在如何引导学生掌握知识、积极思考及运用多种策略解决问题上，如制定教学目标的策略、编制教学计划的策略、选择和使用教学方法的策略、教学材料和技术设计的策略、教学测评的策略等。它源于教师敏锐的观察、灵活的思维和果敢的意志，也源于教师教育经验和知识的积累以及对学生的了解和爱。教学操作能力是护理专业教师教学能力的集中表现。

第三，教学监控能力。教学监控能力是指教师为了保证教学达到预期目的而在教学过程中将教学活动本身作为意识对象，不断地对其进行积极主动地反馈、调节和控制的能力。教学监控能力是护理专业教师体现其教学能力的关键。

（2）组织能力。组织能力是护理专业教师能力结构的重要组成部分。护理专业教师是护理教育活动的组织者，要使护理教育和教学活动系统、有序及高效地开展，护理专业教师必须具备多方面的组织能力，包括组织课堂教学、临床见习和实习的能力，维持正常教学秩序和纪律的能力，组织、加工教材的能力等。

（3）语言表达能力。语言表达能力是护理专业教师必须具备的基本功之一，主要包括口头表达能力和书面表达能力两方面。

护理专业教师的口头表达能力包括科学准确地选择词和字的能力，防止词不达意；熟练使用规范语法的能力，防止发生误解；对表达内容进行选择组合的能力，使自己的语言合乎学生理解水平；善于运用不同语速、语调与节奏的能力，能准确表达自己需要表达的思想感情，引起学生的情感共鸣，并便于学生理解、记录。

护理专业教师的书面表达能力包括书写文字规范、条理清晰、用词准确及流畅；板书布局合理、概括性强；写出的评语、总结、文章等简明扼要、逻辑清晰及准确生动。

（4）沟通能力。对护理专业教师而言，要想使自己的教学劳动取得良好的效果，必须具有良好的沟通能力。护理专业教师的沟通能力包括善于倾听学生的倾诉与理解学生对问题的不同方式的表达，同时能准确、恰当地将自己的要求和意见传递给学生，并使学生易于理解和接受；善于与其他教学人员交流教学的见解，取得支持与帮助，合作完成教学任务；善于与学生家长、教学医院和社区保健部门进行沟通、联系，协调各方面的教育影响，并取得他们对护理教学、临床见习和实习工作的协作与配合。

（5）研究能力。这是当代护理教师必须具备的重要能力。20世纪70年代，英国著名的课程理论家劳伦斯·斯坦豪斯(Stenhouse L)提出"教师即研究者"的口号，引起世界教育界的广泛关注，强调教师应潜心研究教育、研究教学、研究学生。顺应高等护理教育迅速发展的趋势，护理教师应在自己的教学实践中，不断总结经验，积极探索教育、教学的新途径、新办法，适应素质教育和培养创新人才的需要。同时护理教师应不断探索、研究自己所教学科和相关学科领域的专业知识。

（6）自我调控能力。护理专业教师自我调控能力包括3个方面：其一，是根据客观需要调整自己工作结构的能力，如在护理教育、教学工作中根据社会需要、科技发展及学生反馈不断调整教学计划、教学内容及教学方法的能力。其二，是对自己在教学活动中的思维过程和行为过程进行自觉地反思和监控，不断调整自己的教学策略，提高自己的教学水平的能力。其三，是调控自身的心境和情绪的能力，使自己在学生面前始终处于最佳心理状态，以愉快、乐观和奋发向上的精神状态去感染学生。

（三）护理专业教师的心理品质

所谓心理品质是指一个人在心理过程和个性心理两方面所表现出来的本质特征。护理专业教师的职业特点及在护理教育活动中长期扮演的角色，使他们逐渐形成特有的心理品质。这些心理品质不仅能推动教师积极有成效地工作，而且还直接影响学生人格的健康发展。

1. 理解学生

理解学生是一种复杂的多方面的能力，它由许多相关的心理品质构成。

（1）心胸豁达。护理专业教师应能接纳来自学生的与自己不同的看法和见解、思想和情感以及价值观念，理解学生不同于自己原有参照系的行为，与他们和睦相处。

（2）敏感性。敏感性（sensitivity）是指一个人对自己人际关系即社交关系中出现的变化，能及时作出情感反应的能力，它是教师有效教学的一个重要的心理特征。护理专业教师要善于发现、了解学生的各种困难、需要和情感反应。能敏锐地捕捉非语言线索，分辨学生对教学的理解水平与需要水平，根据学生不甚明显的外部表现，判断学生的内心体验、疑难所在及情绪状态。护理专业的教师要独具慧眼，从目前表现平平的学生中发现有巨大发展潜力的人才。

（3）移情理解。移情理解（empathic understanding）是指护理专业教师应能够深入学生的内心，站在学生的位置上，敏感地觉察他们的知觉，体验他们的感情，从而设身处地为学生着想。移情理解对课堂行为具有很大作用，西方心理学界对此进行了大量研究。心理学学者阿斯皮（Aspy D）和罗巴克（（Roebuck F）的调查表明，当教师有较高水平的移情理解时，学生会参与更多的课堂行为，取得较高的学习成就，形成高水平的自我概念。

（4）客观公正。护理专业教师应能客观、公正地看待学生，不受先入之见、以偏概全等偏见的影响，客观分析学生的长处和短处，理智、公正地处理学生的问题，不厚此薄彼，不偏不倚。

2. 与学生和谐相处

护理教学是一个人际交往的过程，护理专业教师只有与学生和谐相处，才能取得较好的教学效果。

（1）真诚。护理专业教师应能真诚对待学生，对学生开诚布公，不以个人的权威或职业地位作掩护，来掩饰自身存在的缺点。但应注意教师不能将真诚与自我放纵混为一谈，为所欲为地表露自己的情感，而应表达已为教育经验证明有益于学生的情感。

（2）平等。护理专业教师对学生应持师生人格上平等的理念和平易近人的态度，而非持居高临下、盛气凌人的态度，应允许学生犯错误和认识错误，不过分限制、干涉学生的行为，而应循循善诱，引导学生不断求得进步。

（3）积极期待。20世纪60年代美国哈佛大学心理学家罗森塔尔和雅各布森（Rosenthal R & Jacobson J）所进行的"课堂上的皮格马利翁"经典实验，证明教师的期望或明或暗地被传递给学生，学生就会按照教师所期望的方向来塑造自己的行为，从而使教师的期望实现。因此，护理专业教师对任何学生都应持积极认可的态度，使学生从教师处获得安全感、信任感，感受自身的能力和活动的价值，获得成功的体验，不断追求更大的进步与发展。

（4）交往技巧。护理专业教师应具有良好的交往技巧，要善于倾听，能够在各种情况下通过语言或非语言信息，就不同问题传递自己的见解、观念及情感，并使学生易于理解、乐于接受。

（5）自制。自制是克制自己的能力，教师的沉着、自制、耐心，是有效地影响学生的重要心理品质。这种品质表现为善于支配和节制自我的能力，也表现在耐心说服、教育学生的工作中。对教师来说，具有自制力，善于控制自己的情感、行为，能够约束自己的动作、语言、抑制无益的激情和冲动，才能够与学生保持亦师亦友的和谐师生关系，以保证有效地了解和教育学生。

3. 了解自己

（1）自我认知。护理专业教师能否成功地履行教师的角色行为，在很大程度上依赖于对自己的了解。优秀的护理专业教师能够通过自我观察、自我体验和自我评价而获得清晰、准确的自我认知，了解自己所处的地位及自己努力的方向。优秀的护理专业教师能在自我认知的基础上，有效地进行自我监督，自觉克服与社会道德、职业道德相悖的思想和行为。在自我认知的基础上经常反省自己，克服自身弱点，提高自控能力，自觉抵制各种不良因素的影响，把自己的情感、行为限定在合理的规范内，并能通过自我疏导从矛盾、困境中解脱出来。这种自知还能帮助护理专业的教师不断根据现实情况，调整自己的思想、行为，用更高的标准去设计、要求自己，不断自我更新。在此基础上，护理专业教师才能具有安全感和自信心，使自己成为学生的表率与楷模。

（2）自我适应。良好的自我适应能力是护理专业教师能在复杂的教学环境中愉快胜任教学工作的重要心理品质。护理专业教师良好的自我适应能力包括两方面：一是适应各种复杂的教学环境，巧妙化解工作中的矛盾，正确面对工作中的挫折，妥善地解决工作中的各类问题，保持积极向上的心态和平静愉快的情绪。二是适应新情境。首先要适应世界新技术革命向传统教育的挑战，成为不断进取、不断创新的教育改革者。其次要适应教育面向社会、面向护理专业现代和未来发展的新要求，更新自己的教育理念，不断提高自己的教学技能，为社会培养高素质的护理人才。

成功教师的 5 项标准

美国教师专业标准委员会所确定的成功教师的 5 项标准是：

1. 成功教师对学生及其学习尽职尽责；
2. 成功教师懂得其所教科目及如何向学生传授该学科知识；
3. 成功教师对所监督和管理的学生负责；
4. 成功教师系统地思考其实践并从经验中总结学习；
5. 成功教师是学习共同体成员。

（来源：叶澜等著，《教育理论与教学改革》，高等教育出版社，2000 年，第 293～295 页.）

五、护理学专业教师的专业发展

护理学教师的专业发展是指教师作为护理学专业人员，在专业思想、专业知识、专业能力等方面不断发展和完善的过程，即是护理学专业新手到专家型教师的过程。护理院校要培养高质量人才，关键在于培养建设一支高水平的专业化师资队伍。护理专业教师的培养工作主要包括两方面：一方面是发展高等护理教育，以源源不断地补充新的高学历的师资，使教师队伍的年龄结构、学缘结构及学历结构逐渐趋于合理优化；另一方面则应加强现有师资的培养和提高工作，使护理专业教师队伍基本素质和学术水平适应发展的需要。对护理专业教师培养的途径多种多样，目前主要有以下几种途径：

1. 终身学习以求终身发展

未来是一个学习化社会和终身学习的时代，以终身学习的观点培养自学的态度与愿望，这是护理专业在职教师提高业务水平的重要途径。护理专业的教师一般都受过良好教育和专业训练，具有一定的自学能力，可以结合自己的专业方向学习相关内容，以使自己在专业知识方面更为博大精深。另一方面，应充分重视教育学、心理学及管理学等学科知识的学习，并在实践中锻炼、提高，形成自己的教学风格，促进教学能力与水平的提高。

2. 规范化的在职培养

护理院校可通过具体教学、临床实践以及科学研究工作对教师进行有计划、有针对性的培养提高，这是一种行之有效的培养方法。通过参加护理教学实践，巩固教师专业知识，不断提高教学水平。参加临床护理实践，可及时了解临床应用的新技术、新疗法，进一步丰富教学内容并对护理工作中存在的薄弱环节给予警示。同时，还要鼓励护理专业教师积极开展护理科学研究工作，在研究工作过程中，教师的知识结构也就得到更新，学术水平得到提高。

3. 制度化的脱产进修

护理院校可根据教师队伍建设规划和学科发展，每年选派一些教师到国内外院校或有护理相关专业继续教育项目的院校进行脱产进修学习，以集中时间、精力学得深一些、提高得快一些。护理专业的教师到校外进修，还可受到不同学校、不同学术观点的影响，开阔视野，活跃思想。有条件的院校还可选派一些基础较好的优秀护理教师到国外去深造，学习外国先进的护理理论、技术及护理教学方法，为我所用。教师也可争取相关科研基金或校际合作项目的资助，进行国际合作研究，使我国护理教育尽快步入国际护理先进行列。在教师进修中应注重提高专业科学素养与教育科学素养，并维持两者的协调。从我国的实际与国际发展的趋势看，后者应受到更大的重视。因为，教师有了丰富的现代教育科学理论的武装，才能更有效地发现、发掘本专业的知识。

4. 经常化的学术交流

现代科学技术和现代医学、护理学的发展日新月异，只有了解本学科的国内外发展动态，才能始终站在学科发展前沿，把握学科发展趋势。因此，护理院校要鼓励教师经常参加国内外学术交流活动，取长补短，集思广益，活跃学术思想，提高业务水平，激发创造力。

5. 专题讲座和短期学习班相结合

护理院校应有计划地安排教师主持或参加多种形式的新理念、新知识、新技术学习班和专题讲座，或邀请一些学术水平高，在本学科或相关学科领域有新发现、新创造的国内外学者来校讲学，以拓宽教师知识面，更新知识结构，使之胜任护理教育、教学工作。

第二节　护理学专业的学生

一、护理学专业学生的基本属性

护理学专业学生是护理专业教育活动中的受教育者。他们在专业化学习过程中通过专业训练，习得护理专业理论和专业技能，表现专业道德，并逐步提高自身从业素质，成为一个合格的护理专业人才。护理学专业学生作为受教育者具有以下基本属性：

1. 他们是具有发展潜能的人

学生是发展中的人，从开始专业学习到毕业这一时期，他们身心的各个方面都潜藏着各方面发展的可能性，在他们身心发展过程中所展现出的各种特征还处于变化之中，具有极大的可塑性。如果护理学专业教育得法，就可使他们获得最佳发展，成为本专业的合格人才。

2. 他们是具有发展需要的人

学生发展的需要是多方面的，包括生理和心理的，认知和情感的，道德和审美的，专业和人文的等等。护理教育正是基于学生发展需要的多面性，才在全面发展的基础上确定了护理学专业各层次人才在专业知识、专业技术与能力方面应达到的具体要求。

3. 他们是具有能动性的教育对象

在学校专业教育这种特定的环境中，学生以学习为主要任务，在教师的指导下通过学习获得身心的发展。在护理学专业教育中，"无师自通"几乎成为不可能。但学生不是消极被动地接受教育，他们是学习的主体，是具有主观能动性、具有不同特殊素质的人。护理学专业教育中学生年龄越大，这一特点越突出。这种主观能动性，表现为：①独特性，每个学生都是独特的个体，具有不同的认知特点、意志特征，以及区别于他人的个性；②选择性，学生并不是无条件地接受教育的影响，而是根据各自的条件、喜好、能力选择符合自己需求和自己感兴趣的教育内容或方法，选择自己的专业发展方向；③创造性，学生的学习不是简单的复制过程，而是带着批判与怀疑的精神，学习和继承前人的知识和经验，并不断创新的过程。因此，教育者必须尊重和调动学生的这种主动性、积极性，培养他们的创新精神，这样，才能实现护理学专业的教育目的。

二、护理学专业学生的权利与义务

（一）护理学专业学生的权利

护理学专业学生的权利是在公民一般权利的基础上，根据医学院校教育和学生的特点而规定的学生应享有和受到保障的权利。包括三部分：一是国家宪法和法律授予所有公民的权利；二是指教育法律、法规授予尚处于学生阶段的公民权利；三是医学专业教育特点授予医学生应享有的权利。

1. 人身权

护理学专业学生的年龄基本接近成人，按照我国《宪法》规定，他们享有平等权，人身自由权等等，因此，医护院校在培养护理学专业人才的过程中应根据学生的特点科学安排教育活动，尊重学生自由，尊重学生人格，保护学生隐私，促进学生身心健康。

2. 在校期间依法享有权利

我国 2005 年 9 月 1 日起施行的《普通高等学校学生管理规定》明确了在校大学生的权利：

（1）参加学校教育教学计划安排的各项活动，使用学校提供的教育教学资源；

（2）参加社会服务、勤工助学，在校内组织、参加学生团体及文娱体育等活动；

（3）申请奖学金、助学金及助学贷款；

（4）在思想品德、学业成绩等方面获得公正评价，完成学校规定学业后获得相应的学历证书、学位证书；

（5）对学校给予的处分或者处理有异议，向学校或者教育行政部门提出申诉；对学校、教职员工侵犯其人身权、财产权等合法权益，提出申诉或者依法提起诉讼；

（6）法律、法规规定的其他权利。

3. 在临床实习中的权利

（1）知悉对实习的安排。学生有权利知道实习过程的安排，有权利期望教师引导他们达到目标。教师应该向学生解释实习单位的政策、实习轮转的程序、临床教学方法及评价方法。

（2）良好的学习环境。实习单位为学生提供具有充分学习与临床实践机会的环境，提供有助于学生达到学习目标的经历，提供必要的学习材料与学习活动。

（3）有合格的带教老师。学生在临床实习过程中应获得临床教师的指导。合格带教老师有两个标准：具有在带教领域中丰富的专业知识和熟悉的技能，有胜任临床教学的能力。

（4）有权询问评价结果。临床带教老师对学生的评价难免带有主观色彩，学生为确保自己得到相对客观的评价，有权询问对自己临床评价的结果及依据，但同时学生应该尊重老师对他们作出的专业性的评价。

（二）护理学专业学生的义务

学生的义务是在公民义务的基础上，针对学校、教育及学生的特点而规定的对学生行为的限制和要求。包括如下两大部分：

1.《普通高等学校学生管理规定》中明确学生在校期间依法履行下列义务

（1）遵守宪法、法律、法规；

（2）遵守学校管理制度；

（3）努力学习，完成规定学业；

（4）按规定缴纳学费及有关费用，履行获得贷学金及助学金的相应义务；

（5）遵守学生行为规范，尊敬师长，养成良好的思想品德和行为习惯；

（6）法律、法规规定的其他义务。

2. 履行专业学习期间的义务

（1）平等、珍视每一个生命；

（2）应熟练掌握专业知识和各项护理操作技术，不断学习，以保持和提高个人的专业能力；

（3）具有慎独精神，严格按照规范进行护理操作；

（4）具有深厚的人文知识及人际沟通能力；

（5）主动探索、解决护理实践中的问题，具有严谨、求实、团结的科学态度与创新精神；

（6）学生在临床实习过程中的法律身份及法律责任。《护士条例》第二十一条规定：在教学综合医院进行临床实习的人员应该在护士指导下开展有关工作。这里明确指出了学生的法律身份，即不能单独进行任何护理工作，而必须在带教老师的严格指导下执行操作规程。但是，学生在实习中未曾学习的技能或自认为尚不熟练的技能，如果教师要求其执行，学生有权拒绝。如果学生发生了差错或事故，学生将要承担部分法律责任。

（三）护理学专业学生的素养

素养是指一个人的修养。从广义上讲，它包括思想素养、文化素养、业务素养、身心素养各方面。综合社会及护理事业两方面对护理学专业学生的素养要求，主要体现在以下几方面：

1. 职业素养

指护理职业对护士内在的规范和要求，是护士在护理职业生涯中综合品质的具体表现，主要包括4个方面：职业道德、职业技能、职业行为以及职业意识。而护理专业的学生能否在毕业后顺利实现就业，并不全部取决于学生的技术熟练程度和业务知识的丰富程度，还要看学生所具有的全面的职业素养，这就要求护理专业的学生在校期间培养较高的职业素养，如高尚的职业道德，娴熟的专业技能，深厚的专业理论及解决临床护理问题的能力。

2. 健康素养

是指个体获得、理解和处理基本健康信息和服务以作出适当健康决策的能力。护理专业学生健康素养体现在基本的健康知识和理念、健康生活方式与行为及基本技能等方面。这是学生未来从事护理工作最基本的素养。

3. 人文素养

指个体通过人文学科知识的学习积累或环境的熏陶，使之内化为人格、气质、修养，成为人的相对稳定的内在品质。良好的人文素养有助于护理人员陶冶审美情操，调节心理状态，提高综合协调能力、沟通能力、认知能力等，从而进一步提高护理人员综合素质。

4. 信息素养

指在认知、内化与运用信息的过程中所具备的基本能力与修养，其中包括信息意识、信息能力、信息常识与信息品质4个方面，随着大数据时代的到来和信息化的发展，要求护理专业的学生具有较高的信息素养以适应社会发展的需要。

5. 媒介素养

是指学生获取、分析、评价和传播各种媒介信息的能力，以及使用各种媒介信息服务于个人的工作和生活所需的知识、技巧及能力。目前我国的护理事业正在蓬勃发展中，我国高等护理教育正在积极培育大批高级护理人才，护理专业学生身上肩负着发展临床护理和护理教育事业的艰巨任务，所以学生要学会如何利用媒介资源对自我进行完善、如何在享用大众媒介资源的同时正确解读媒介信息、如何创造和制作媒介产品等知识和技能。

第三节　护理学专业的师生关系

一、护理学专业师生关系的概念与基本性质

护理学专业师生关系是指护理教育活动中，教师和学生为实现护理教育目标而以一定的方式结成的相互之间的动态联系。在这种关系中，教师和学生显示出各自的角色、地位、行为方式和相互的态度。护理学专业教师与学生是相辅相成、相对存在的。同时，护理师生关系又具有相互影响和建构的互动性，在教师的主导作用下，发挥学生的主动性，应当成为我国护理教育领域师生关系的主要特征。此外师生关系还具有如下特点：

1.师生关系在精神情感上是相互承领的关系

教师和学生从来都不是知识的容器和输出、输入知识的机器，都有知识建构和创新的潜能，从护理教学的角度看，师生关系是一种教与学的关系，是教师角色与学生角色的互动关系。在教学过程中每一位护理教育工作者应以审视和探究的视野对待教材、给学生提供一个挑战性的教学环境、对所教的每一位学生都表现关心和尊重的情感，以人格魅力来正向地影响学生。同样，学生不仅会对教师的知识水平、教学水平作出反应，对教师的道德水平、精神风貌更会作出反应，用各种形式表现他们的评价和态度。这对从事护理教育工作的人来说，确实是其他任何职业无法比拟的精神挑战。

2.师生关系在人格上是平等的关系

护理教育工作的最大特点就在于它的工作对象都是有思想、有感情、有独立人格的活动着的个体。现代和谐的师生关系倡导的是一种以尊重学生人格、平等对待学生、热爱学生为基础，同时以正确的指导、严格的要求来对待处在发展中的学生个体的民主型师生关系。

3.师生关系在教学过程中是"双主体"关系

在护理教育活动中，教师处于教育和教学的主导地位，从教育内容的角度说，教师教什么、怎么教由教师自己决定，因此，教师是教的主体。作为处于主导地位的教师，能否建立正确的学生观，在相当大的程度上决定了教育的水平和质量。而在学习过程中，如何学，取决于学生自己，学生是学的主体。

护理教师的任务就是要发挥主体优势，调动学生主观能动性，帮助学生迅速掌握知识、发展能力、丰富社会生活经验、为未来护理生涯做准备。

二、护理学专业师生关系的表现形式

护理学专业师生关系是一个包含着多种内容的复杂的关系体系，可以从不同的层次对它进行考察。师生关系具有多种表现形式，具体如下：

1.职业关系

师生之间的职业关系是为了完成一定的护理教育任务，以"教"和"学"为中介而形成的关系。教师的任务就是通过"教"帮助学生迅速掌握专业知识与技能，发展智力，丰富社会经验，形成良好道德品质。同时，学生为了达到上述目的，就必须进行积极主动、富有创造性的"学"。师生之间便产生了特定的工作关系。师生之间良好的工作关系表现为护理教育活动中教师和学生的协调一致，双方在严肃、认真、友好、民主、合作的气氛下顺利地完成护理

学专业教育教学任务。

2.组织关系

在人本主义的教育观点中，教师在教学中充当的是促进者、引导者、参与者而非教学的主导者，教师和学生的共同参与广泛存在于教学的各个环节。在教师的主导作用下，充分发扬教育民主，尊重学生的主体地位，发挥学生的主动性、积极性与创造性，应当成为现代教育中师生关系的根本特征。

3.心理关系

师生之间的心理关系是教育过程中基于彼此心理沟通的需要而形成的人际关系，它渗透于一切师生关系之中。尤其在临床实习时，学生每天在自己老师的指导下进行学习、操作，师生心理关系对教与学效果的影响会更加突出。心理关系有认知方面的，也有情感方面的。

三、良好的护理学专业师生关系的基本特征

"良好的"可理解为和谐的，从字面意思简单地说，是指"配合得当和匀称"，护理专业和谐师生关系是师生主体间关系的优化。它的核心是师生心理相容，心灵的互相接纳，形成师生至爱的、真挚的情感关系。它的宗旨是本着学生自主性精神，使他们的人格得到充分发展。从其发生发展的过程及其结果来看，其特征与作用分别有：

（一）良好的护理学专业师生关系的基本特征

1.尊师爱生、相互配合

护理教育过程中，学生在与教师相互尊重、合作、信任中全面发展自己，获得成就感与生命价值的体验，获得人际关系的积极实践，逐步完成自由个性和健康人格的确立。

2.民主平等，和谐亲密

教师通过民主平等的专业教育教学活动，让每个学生都能感受到自主的尊严，感受到心灵成长的愉悦。教师也会因为学生对于他们的爱戴、尊敬，更加倾心于教育工作。

3.共享共创，教学相长

在护理教育活动中，教师与学生协调一致，共享教育资源，共同探讨教育问题，进行科研协作，分享创新喜悦，达到教与学共同进步的目的。

（二）建立良好的护理学专业师生关系的作用

1.可以提高教学质量

师生关系是影响教学质量的最直接、最具体、最经常、最活跃也是最重要的因素。良好的师生关系可以激发教师的教学激情，激活学生思维，充分调动学生学习的主动性与创造性，从而提高人才培养质量。

2.可使工作与学习更愉快

任何一个人总是被他喜爱的对象所吸引。良好的师生关系能够使教师和学生交往的需要得到满足，相互之间建立亲密关系，体验愉快情绪，产生工作和学习的愉快感。

3.建立师生互信

师生之间建立良好愉快的关系，有助于增进相互之间的信任和了解，教师能够更清晰地了解学生的思想动态和个性特点，使教师的工作建立在对学生充分了解的基础之上，从而取

得良好的教育效果。此外，师生间积极肯定的认识，可以促进教育过程的进行，取得更好的效果，这种效果被称为"皮格马利翁效应"。

皮格马利翁效应

皮格马利翁效应（Pygmalion Effect），又称"期待效应"。皮格马利翁是古希腊神话中塞浦路斯国王。这个国王性情孤僻，常年一人独居。他善于雕刻，孤寂中用象牙雕刻了一座表现了他理想中的女性特点的美女像。久而久之，他竟对自己的作品产生了爱慕之情。他祈求爱神阿佛罗狄忒赋予雕像以生命。阿佛罗狄忒为他的真诚所感动，就使这座美女雕像活了起来。皮格马利翁遂称她为伽拉忒亚，并娶她为妻。后人就把由期望和赞美而产生奇迹的现象叫做皮格马利翁效应。

四、护理学专业和谐师生关系构建的基本策略

师生关系总是建立在一定社会背景下的，"亲其师则信其道"，要建立民主平等、和谐亲密、充满活力的师生关系，必须从护理学院环境、教师、学生等方面探寻策略。

1. 营造良好的校园环境

护理院校必须树立以人为本的教育理念，努力为师生的发展营造良好的校园环境。一方面，尊重学生、关心学生、信任学生，满足学生全面发展的需要。另一方面，尊重教师，积极为教师发展提供良好的工作生活条件，尊重他们的人格和劳动成果。

2. 树立正确的学生观

教师必须确立平等民主的师生关系观念，树立正确的学生观。学生是学习活动的主体，离开学生则无从谈教师。学生是具有独立人格的个体，因此，教师应摒弃"师尊生卑"的观念，在护理教育活动中深入了解学生需求，尊重学生人格，公平对待每一个学生，主动与学生沟通，善于与学生交往，师生关系才会和谐。

3. 提高教师自身素养

教师的师德修养、学识水平和教学能力，尤其是教育水平和能力是形成良好师生关系的基础条件。孔子说："其身正，不令而行；其身不正，虽令不从。"护理教师应具有高尚的职业道德，严谨的治学态度，渊博的人文知识，与时俱进的专业水平，健康的心理素质方可成为学生的良师益友。

4. 学生必须尊重老师

教师被誉为"太阳底下最光辉的职业"，我国自古有"一日为师，终身为父"的传统。学生应尊重教师人格，尊重教师劳动及其成果，虚心学习。同时，学生应平等坦诚地与教师交流，"吾爱吾师，吾更爱真理"，学习过程中，敢于质疑，敢于创新，与教师共同促进护理学科的不断发展。

（易巧云）

思考题

1. 请运用本章知识，阐述自己对下列观点的理解：

(1)教师是太阳底下最光辉的职业。

(2)教师是人类灵魂的工程师。

(3)没有教不好的学生，只有不会教的老师。

(4)师者，所以传道、授业、解惑也。

2.讨论护理专业学生应具有哪些素质？教师角色又有哪些？

3.讨论、思考21世纪护理学专业教师队伍建设应解决的关键问题和主要对策。

4.护理学专业教师在与学生交往过程中，如何建立和谐的师生关系？

5.为何有的教师受学生欢迎，而有的教师则相反？他们的区别在哪里？

6.根据本章所学理论，辨别下列各观点的正误，并进行简要分析：

(1)只要具备一定护理学知识，就可以当好护理学专业的教师。

(2)教师应像父母一样关心每个学生。

(3)因为教师是教育者，学生是受教育者，所以教师是教育活动的主体，学生是教育活动的客体。

参考文献

[1] 姜安丽，段志光.护理教育学[M].第4版.北京：人民卫生出版社，2017.

[2] 夏海欧，孙宏玉.护理教育理论与实践[M].北京：人民卫生出版社，2012.

[3] 李小寒.护理教育学[M].北京：人民卫生出版社，2003.

[4] 邹恂.现代护理新概念与相关理论[M].北京：北京大学医学出版社，2004.

[5] 扈中平.现代教育理论[M].第2版.北京：高等教育出版社，2005.

[6] 张卫平，唐伟，周志翔，等.教学媒体概论[M].昆明：云南大学出版社，2005.

[7] 黄成.教学媒体技术及应用[M].武汉：湖北科学技术出版社，2011.

[8] 李吉林，田本娜，张定璋，等.李吉林情境教学：情境教育[M].济南：山东教育出版社，2000.

[9] 姜安丽.护理教育学[M].第2版.北京：人民卫生出版社，2006.

[10] 姜安丽.护理教育学[M].第3版.北京：人民卫生出版社，2012.

[11] 郑修霞.护理教育导论[M].长沙：湖南科学技术出版社，2001.

[12] 孙颖，于伟.试析美国成人教育理论研究的三种取向[J].外国教育研究，2011，2(38)：34-39.

[13] 姜安丽，李树贞.护理教育学[M].北京：高等教育出版社，2002.

[14] 黄平.继续教育概论[M].北京：中国社会科学出版社，2002.

[15] 刘义兰，王桂兰，赵光兰.现代护理教育[M].北京：中国协和医科大学出版社，2002.

[16] 高学农，杨蓉，刘红菊，等.新护士规范化培训中的多元化策略探讨[J].护理学杂志.2010，25(15)：8
    -10.

[17] 郝艳青，张敏，孙铮.国内外继续护理学教育的研究现状[J].中华护理教育，2012，09(6)：277-280.

[18] 姜小鹰，刘敦.临床护士规范化培训现状与需求分析[J].中国护理管理，2012，12(1)：50-52.

[19] 王巍，田梓蓉，赵美燕，等.新护士岗前规范化培训方法的探讨[J].中华护理杂志，2006，41(12)：
    1124-1125.

[20] 王艳玲，孙柳，吴瑛.情景教学在我国护理教育中的应用现状与思考[J].中国护理管理，2014，14(4)：
    354-357.

[21] 黄双柳，陈华仔.美国成人教育理论流派的比较与分析[J].成人教育，2016，11：90-94.